AF345145

UTILITÉ
DES VOYAGES
SUR MER·

UTILITÉ
DES VOYAGES
SUR MER,

Pour la cure de différentes Maladies, & notamment de la Consomption ;

AVEC UN APPENDIX

SUR L'USAGE DES BAINS DANS LES FIÉVRES.

Ouvrage traduit de l'Anglois de M. EBENEZER GILCHRIST, M. D. par M. BOURRU, Docteur-Régent de la Faculté de Médecine en l'Université de Paris.

A LONDRES;

Et se trouve à PARIS,

CHEZ PIERRE-FRANÇ. DIDOT, LE JEUNE, Quai des Augustins, à Saint Augustin.

M. DCC. LXX.

PRÉFACE

DU TRADUCTEUR.

L'ouvrage dont j'offre au Public la traduction, a été compofé, comme l'annonce M. Gilchrift, dans la vue de faire voir quels font, dans de certaines maladies, & principalement la pulmonie, les bons effets, & pour ainfi dire, la fpécificité d'un reméde mis en ufage & recommandé par les Anciens, & par une fatalité qui n'eft que trop commune, enfeveli depuis dans l'oubli le plus profond. Ce n'eft pas que

a

les premiers Médecins de nos jours aient omis de parler des effets de la navigation dans les mêmes circonstances où les Anciens l'avoient prescrite : mais son usage étoit négligé par les Modernes, pendant qu'il paroît que c'étoit particulierement sur lui que les Anciens fondoient leurs plus grandes espérances. Comme c'est notamment dans la pulmonie ou consomption que M. Gilchrist pense que la navigation convient le mieux, c'est aussi sur cette maladie qu'il s'est le plus étendu : & il semble en effet, par les observations qu'il a faites, que c'est le secours auquel

les perſonnes attaquées ou menacées de cette maladie, doivent recourir de bonne-heure.

Quoique la conſomption pa-
roiſſe être beaucoup plus commune en Angleterre que parmi
nous , néanmoins elle l'eſt
encore malheureuſement aſſez
en France , & particulierement en cette capitale , pour
exciter chez les Médecins une
nouvelle émulation , afin de
pouvoir la guérir ou au moins
la pallier a un point qu'elle
ſoit moins cruelle. On peut
bien dire en effet que de toutes les maladies chroniques ,
c'eſt a peu-près celle qui an-
nuellement enleve le plus de

monde à Paris. L'air des grandes Villes feroit-il donc préju-
diciable aux poumons ? Ou la
pulmonie n'eſt-elle que la ſuite
du genre de vie qu'on y mene
ordinairement ? Je croirois plutôt cette derniere propoſition.
On ne voit beaucoup de pulmoniques parmi nous , que
parce que toutes nos modes
tendent à l'affoibliſſement de la
poitrine , & que peu de perſonnes ont l'eſprit aſſez fort pour
ſe mettre au-deſſus de l'uſage.
On ſent aſſez la vérité de ce que
j'avance pour me diſpenſer de
le prouver. La ſeule mode de
ne point ſe couvrir la tête, &
très-peu la poitrine , donne naiſ-

fance à des rhumes fans nombre, dont la plûpart fe terminent par la confomption, maladie contre laquelle on n'employe même le plus fouvent que des remédes vains & infru&ueux. Puiffe la navigation n'être pas dans ce cas !

Le fujet de cet Ouvrage m'a donc paru affez intéreffant, curieux & inftru&if, pour mériter d'être connu. Il m'a femblé affez bien traité ; le Le&eur décidera fi je me fuis trompé. Les Médecins & les Malades attaqués du poumon, y trouveront, felon moi , de quoi profiter. Il enhardira les uns à prefcrire un reméde qui paroît bien adapté à la maladie, & il portera les autres à suivre ce conseil. Je ne parlerai pas de l'*Appendix* qui traite de l'utilité des bains dans les fiévres. Quelques Médecins ont déja tenté ici d'en renouveller l'usage, & il a été suivi de succès.

Je finis par faire remarquer que j'ai cru pouvoir ajouter quelques notes en certains endroits. J'en avertis le Lecteur, moins pour m'en faire honneur, que pour mettre l'Auteur de l'Ouvrage à l'abri de la critique si elles sont trouvées mauvaises ou déplacées.

PRE'FACE
DE L'AUTEUR.

IL y a long-tems que j'avois con-
çu que de vivre en mer pouvoit être
un reméde spécifique, & j'avois
embrassé cette opinion, au sujet
d'un événement qui m'a touché de
près. Après une réflexion plus mûre,
je vis que ce sentiment, qui dans
le tems m'avoit paru plein d'incertitude, étoit susceptible d'une plus
grande évidence & pouvoit devenir
le sujet de recherches sérieuses.
Cette matiere au premier coup
d'œil ne paroît pas promettre grande
chose, ou ne semble pas assez importante pour mériter qu'on l'appro-
fondisse ; mais lorsqu'on vient à
l'examiner plus attentivement, & à
en peser toutes les circonstances &

les rapports , elle entraîne dans une
suite de raisonnemens , & fournit
une agréable variété de conjectures
& d'observations qui , je crois, ne
sont pas tout-à-fait indignes de l'attention.

C'est la nécessité & le hazard ,
plutôt que le choix, qui sont causes
de mon travail sur ce point. Quelques personnes à qui j'avois communiqué mes sentimens , me demanderent ce qu'il étoit possible de
dire sur ce sujet , & me pressérent
de le traiter méthodiquement. D'un
autre côté , comme je recommandois la navigation dans tous les cas
où elle paroissoit convenir , fondé
en cela sur quelques observations
que j'avois de ses succès, je trouvois
très-peu de personnes portées à suivre mes avis. Chacun ne pouvoit pas
discerner comment la navigation
pouvoit agir en maniere de reméde ;
quelques-uns doutoient de sa sûreté
en cas de maladie à guérir , & en
vérité elle paroissoit être suspectée
généralement , parce qu'il n'étoit

pas commun aux Médecins de l'ordonner. Pour ces raiſons donc, après
avoir recherché quels étoient les ſentimens des Anciens ſur ce reméde,
je penſai qu'il étoit en quelque ſor-
te de mon devoir de ſoutenir de
cette maniere une pratique que j'a-
vois tâché de faire revivre, en donnant quelques exemples de ſes ſuccès, & en montrant ſur quels principes elle eſt fondée.

Je ne prétends pas offrir ici quelque choſe de parfait en ſon tout ou
en ſes parties. On doit conſidérer ce
traité comme un eſſai donné dans la
vue d'augmenter & d'expliquer une
partie d'Hiſtoire Naturelle, qui,
quant à ce qui concerne la médecine,
n'a été traitée nulle part ni comme
matiere de curioſité, ni comme matiere dont on puiſſe faire uſage. Pour
traiter ce ſujet ſous ces points de
vues, on ſent bien que je ſerai obligé d'avancer des choſes qu'on regar-
dera peut-être comme inutiles, &
d'autres dont l'expérience démontre-
ra à l'avenir la vérité ou peut-être la

fauſſeté. On ne doit donc avoir préciſément égard qu'à l'intention générale.

Les obſervations que j'ai données de cures faites par un ſéjour en mer, & les autorités que j'ai apportées pour les étayer, autorités des plus reſpectables, donnent une ample matiere à de nouvelles expériences. Je m'imagine avoir employé tout ce qui a déja été dit, ou que l'on pourra avancer avec raiſon ou vraiſemblance ſur ce chapitre, afin que le lecteur ayant toutes les piéces ſous les yeux, puiſſe être en état de juger quelle place mérite en Médecine ce reméde peu uſité, & de quelle maniere il eſt poſſible d'en perfectionner l'uſage dans la pratique. Quant a moi, je puis dire qu'il n'a jamais manqué de répondre aux bons effets que j'avois lieu d'en attendre, & que jamais dans aucun tems il n'a produit d'accidens dangereux.

Dans la pratique journaliere nous avons une ample proviſion de remédes familiers bien appropriés aux différentes indications de la plûpart des maladies. Mais dans des occasions plus déplorables, dans des maladies particulieres, où toute la machine est attaquée, ou quelqu'une de ses parties essentielles éminemment affectée, combien n'est-il pas fréquent de manquer d'un reméde d'une vertu supérieure & plus convenable, sans lequel la nature doit succomber dans un combat où elle n'a pas l'avantage ? Alors l'art étant à bout, on laisse le Malade dans l'incertitude de quelque hazard, qui seul peut opérer la cure, ou bien en le déclarant incurable, on l'abandonne au chagrin & au désespoir que lui cause une mort à laquelle il est impossible de s'opposer. Et je suis persuadé que pour secourir efficacement la nature, lorsqu'elle est aux derniers abois, il ne faut pas toujours insister sur une méthode universellement reçue, ou sur un système suivi généralement.

C'est toujours avec peine qu'on vient à bout d'introduire quelque nouveau reméde, ou de faire revivre ceux qui font tombés en difcrédit. C'eft en partie la fuite de l'averfion qu'on a pour eux, & en partie parce qu'on met en queftion le fçavoir ou la prudence du Médecin qui l'ordonne, & qui d'ailleurs pourroit par-là fe donner une réputation de fingularité, ce que chacun cherche à éviter avec foin.

Il me paroît évident que la Médecine a fouffert une grande perte par l'oubli où ont été mis tant de remédes anciens, dont j'ai obfervé que quelques-uns étoient d'une qualité & d'une vertu finguliere, quoique redoutés & abhorrés par un grand nombre. Je me rappelle que d'avoir feulement fait mention de l'ufage libre du vin dans les fiévres, excita l'étonnement & la fufpicion de ceux qui étoient préfens, ce qui ne m'eft pas arrivé pour une fois. Cependant je fuis fi certain de la bonté de cette pratique, que puifque l'occafion s'en préfente, je dirai que dans de grandes maladies le vin,

& le vin feul, a été d'un grand fecours, pendant qu'il falloit mettre à
part une foule de remédes naufea-
bondes qui n'étoient d'aucun avantage. L'ufage du vin n'eft pas feulement propre dans les fiévres ner-
veufes, mais il s'étend à toutes les
petites fiévres continues, éruptives,
ou autres, bien entendu fous une
reftriction convenable, & dans ces
cas j'en ai été pleinement fatisfait.

J'ai encore trouvé dans les bains
de grands fecours contre les fiévres,
& c'eft pour cette raifon que j'en ai
parlé comme méritant au moins l'attention. La crainte & un faux amour
de ma réputation m'a empêché pendant long tems de tenter ce reméde.
On pourroit dire beaucoup de chofes
fur ce fujet ; mais je me contenterai
de rapporter dans un court *Appendix*
les effets dont il a été fuivi dans
quelques cas, & j'y joindrai des remarques, dans la vue d'exciter d'autres Praticiens, & de détruire les
préjugés de ceux qui rejettent ce
fecours comme incommode ou im-

propre , ce qui eſt une objection de peu de conſéquence, ou enfin comme dangereux , qualité que je ne lui connois point.

Je ne puis actuellement répondre de quelle maniere on recevra cet autre grand reméde des Anciens, qui fait le ſujet de ce traité. Tel haut que j'aie élevé ſes avantages, ce en quoi je ne ſuis pas ſeul, & même quoique j'aie un grand nombre de preuves de ſon efficacité, je n'oſe néanmoins préſumer qu'il devienne d'un uſage général avant que des obſervations en plus grand nombre en aient confirmé les avantages. Mais une choſe que je mettrai en avant ſans crainte d'être contredit , c'eſt que ſuppoſé que la navigation, après un mûr examen, ſoit admiſe à faire partie des preſcriptions médicales du jour, la mode, je penſe, ne ſe preſſera pas de ſe déclarer en ſa faveur. C'eſt un reméde pour ceux-la ſeuls qui ont beſoin d'un reméde ; qui ſont attaqués de maladies, qui, comme on ſçait, ne réſiſtent que trop souvent à la force de tous les remédes ; & d'ailleurs pour en faire usage, tel qu'il est quelquefois nécessaire , il faut un dégré de raison & de force que de petites incommodités ou une simple affectation de faire le malade pour être à la mode, n'inspireront jamais.

Dans le Chapitre qui traite du véritable usage des voyages sur mer, je ne fais qu'indiquer les remédes dont on peut user pendant qu'on séjourne en mer. J'avois intention d'entrer dans des détails plus particuliers sur la maniere dont on devoit s'y gouverner dans quelques maladies, mais comme je n'aurois pu rien avancer d'après l'expérience , je ne sçais si cela auroit beaucoup servi ; d'ailleurs je ne doute pas que d'autres Médecins ne connoissent de meilleures méthodes que les miennes, ou bien on verra aisément quels sont celles qui doivent être employées. De plus, c'auroit été s'écarter du sujet, mon but étant de montrer ce que peut produire la seule

navigation , & qu'on peut l'employer
fans crainte conjointement avec
d'autres remédes , fi elle ne fuffit
pas feule pour la cure de quelques
maladies très obftinées & la plûpart
mortelles. J'ai toujours eu principalement en vue la confomption ; j'ai
tâché partout d'y faire rapporter ce
que je difois, & c'eft ce qui fait la
plus grande partie de cet Ouvrage.
Je ne penfe pas qu'on regarde cela
comme étranger au fujet , puifqu'on
doit fe rappeller que je traite d'un
reméde qui eft fi convenable à la
cure de cette maladie. Je n'ai garde
de me faire court au point de paffer
fous filence quelques chofes qui
puiffent y avoir rapport.

TABLE
DES CHAPITRES.

Fin de la Table.

UTILITÉ

DES VOYAGES

SUR MER,

Pour la Cure de différentes maladies.

CHAPITRE PREMIER.

De la constitution de l'air sur Mer.

L'OBSERVATION journaliere prouve jusqu'à quel point l'air influe sur les corps animés, & la Médecine nous instruit de la maniere dont il contribue universellement à la vie, à la santé, & par la même raison, à la

A

cauſe des maladies. On ne peut attendre de ſi grands effets que d'un fluide doué de grandes propriétés, & qui avec beaucoup de gravité, une grande élaſticité, un mouvement inteſtin conſtant, exerce ſur nous une preſſion continuelle en tous ſens. Ajoutez à cela que ce fluide peut être empreint de pluſieurs autres qualités adventices, provenantes du chaud, du froid, de l'humidité, des corpuſcules de différente nature qui peuvent y être ſoutenus, & des fermentations auxquelles ils ſont ſujets.

En effet, du vaſte globe de la terre il s'éleve continuellement en vapeurs plus ou moins ſenſibles, un nombre infini de particules de matiere, qui toutes ſortent des corps renfermés en ſon ſein.

Ces exhalaiſons doivent cependant être de nature fort différente entre-elles, felon le terrein, les minéraux & autres fubftances qui abondent en différens endroits ; elles doivent auffi affecter différemment les corps des animaux, felon leur plus ou moins de falubrité. Delà on peut déduire la caufe des fituations plus ou moins falubres, des maladies endemiques, auffi bien que de ces maladies fingulieres qui tirent leur origine d'une fituation particuliere & infalubre pour de certains individus.

On a affez de détails exacts fur la conftitution de l'air en général ; mais il paroît qu'on n'a pas examiné particulierement la conftitution de celui qu'on refpire en mer, dans la vue de le faire fervir à la cure de quelques maladies, ni confidéré quelles font les raifons qui le rendent, en plufieurs circonftances, fort différent, du moins à ce que je penfe, de celui qu'on refpire fur terre. Il eft donc néceffaire d'en donner une connoiffance plus précife, avant que de parler des avantages que la Médecine peut procurer à certains malades, en leur prefcrivant des voyages fur Mer.

1°. Si l'on confidere que la Mer s'étend fur la moitié au moins de notre globe, on doit concevoir que de la furface de cette immenfe étendue d'eau, il s'éleve continuellement une quantité de vapeurs beaucoup plus grande à proportion que celle que peut fournir la terre. La Mer Méditerranée feule, felon les calculs, fournit en un jour d'été 5280 millions de tonneaux de vapeurs; du côté du Sud où les caufes de cette évaporation font plus puiffantes, la

quantité de vapeurs doit être en conféquence plus confidérable. Mais la
chaleur n'eſt pas la feule cauſe de
cette évaporation, elle a pareillement
lieu dans les plus grandes froidures.
Les fluides font fujets à l'évaporation
pendant l'hiver, comme pendant les
chaleurs de l'été ; c'eſt même pendant
les froids qu'ils perdent davantage
de leurs parties fpiritueuſes. Il paroit
encore que cette évaporation joue
un grand rôle dans la nature, puiſque
partout & en tout tems, l'air roule
avec lui une fi grande quantité de
vapeurs. Ce que nous venons de dire,
prouve d'une maniere inconteſtable
que l'air en mer eſt beaucoup plus
humide que l'air à terre.

2°. Les vapeurs qui s'élevent de la
mer, des rivieres, engendrent une
quantité d'air plus confidérable que
les exhalaiſons qui fortent du fein

de la terre ; c'eft par cette raifon que
les vents font beaucoup plus fréquens
& plus variables en mer, & que ref-
pectivement il en vient beaucoup
plus du côté de la mer que du côté
de terre. Delà, les vents que nous
avons ici dans la Grande-Bretagne,
viennent les deux tiers de l'année du
fud ou du couchant. La mer étant
donc une fource abondante d'air, il
n'eft pas étonnant que les ouragans
durent plus long-tems en mer qu'à
terre.

3°. Les exhalaifons que produit
la terre varient infiniment en qualités, & tel petit trajet que l'on faffe
fur terre, on trouve l'air chargé de
fubftances bien différentes & d'une
température rarement égale. Il en eft
tout autrement en mer ; l'air n'y eft
pas empreint de fubftances fi différentes, la vapeur qui s'éleve de la

mer étant toujours de la même espece, & le sujet qui la fournit étant
uniformément & universellement le
même. Pareillement ces vapeurs qui
sont si considérables, ne doivent
point être souillées des exhalaisons
de différente nature qui sortent du
sein de la terre, du moins ce ne
doit être que dans le voisinage des
terres, & encore à un certain degré. Il s'ensuit delà, que l'air est
plus compact sur mer, parce qu'il y
est plus homogene, & conséquemment il y est plus élastique.

4°. Sur mer l'air a un mouvement
plus grand, plus vif, & plus constant, parce que rien ne s'oppose à
son cours ; au lieu qu'à terre, il est
arrêté à chaque instant par des montagnes, des côteaux, des forêts, &c.
Par cette raison il y est dans une agitation plus grande, il y est aussi plus

pur , puifqu'il acquiert une forte d'impureté lorfqu'il eft en ftagnation. Or ce qui prouve qu'il eft bien plus fouvent en ftagnation fur terre, c'eft ce brouillard & cette brume qui couvre toujours la terre, & qui fert à l'indiquer aux Marins de très-loin. Quand bien même l'air ne feroit pas balayé continuellement fur mer par les vents, il n'en feroit pas plus en ftagnation, puifque le flux & le reflux conftant de la mer, & les différens courans fuffiroient pour lui donner le mouvement qui lui eft néceffaire. Puis donc que fur mer l'air eft plus humide, plus denfe, & que fon mouvement eft plus vif, il s'enfuit que fon action doit être augmentée. C'eft auffi pour cela qu'en mer les vents font plus violents que fur terre, & qu'ils y ont beaucoup plus de force, fur-tout étant fou-

vent chargés d'une matiere très-fa-
line : car,

5°. Il s'éleve une grande quantité
de fel marin avec ce brouillard épais
que les vents balotent, & c'eft dans
une atmofphere humide & pleine
de matiere faline, que les Marins
paffent des femaines, des mois; c'eft
dans cette atmofphere qu'ils vivent,
qu'ils refpirent, & par conféquent
pendant tout ce tems, leur corps eft
conftamment pour ainfi dire dans un
bain de vapeurs.

6°. Sur mer l'air eft plus chaud.
Il eft rare qu'en mer les Marins fe
plaignent du froid ; mais ils s'apper-
çoivent bientôt du changement de
température, lorfqu'ils approchent
des côtes. Ils font encore plus fen-
fibles à ce changement les premiers
jours de leur débarquement. La terre

est un corps mort, toujours dans l'i-
nertie ; la plus grande force du so-
leil ne peut l'échauffer que jusqu'à la
profondeur de quelques pieds, &
bien-tôt cette chaleur est perdue. Ce
vaste corps si froid par lui-même,
doit rendre dans toute son étendue
l'atmosphere participante de sa froi-
deur, & même rafraîchir la mer à
une distance considérable. Aussi les
Marins soupçonnent-ils le voisinage
de la terre à la fraîcheur de la mer
qui augmente à mesure qu'ils approchent des côtes. Les vents en passant
par dessus des trajets immenses de
terre couverts de neige & de glace,
se chargent de parties froides ; c'est
pour cette raison que les vents qui
viennent de l'est & du nord, sont
si froids, pendant que ceux qui souf-
flent du sud & de l'ouest, venant du

côté de la mer, font pour la plûpart doux, chauds & agréables (1). Si l'air n'étoit pas plus chaud fur mer, ce ne feroit que par le plus grand effet du hafard, que les Marins pourroient foutenir l'humidité à laquelle ils font fi fouvent expofés (2).

---

(1) J'entens eu égard à notre propre fituation; car dans la partie de l'Amérique la plus voifine de l'Angleterre, ce font au contraire les vents d'eft qui ont paffé fur un efpace de mer confidérable, qui y portent les plus grandes chaleurs. Nos côtes quoique peu éloignées du nord, font rarement fujettes à de fortes gelées ou à la neige. Ceux qui les habitent, jouiffent de faifons plus riantes, & recueillent d'amples moiffons.

(2) Dans certaines contrées, les vents ont des effets tout-à-fait oppofés, quant à la chaleur & au froid; car ils ne font pas toujours tels que la fenfation qu'ils nous

7°. L'air est exposé en mer à un mouvement ondulatoire constant,

---

cause nous le fait croire. Dans les Indes Orientales le vent de terre est sec, chaud & brûlant, de sorte que lorsqu'il souffle, personne ne s'y expose; on se tient au contraire alors renfermé chez soi, & on a soin de fermer portes & fenêtres. D'un autre côté lorsque le vent de mer souffle, il porte avec lui la fraîcheur & l'agrément. Cela semble contredire ce que nous avons dit des vents ci-dessus. Il y a encore une autre chose à observer, qui est assez curieuse. Dans ces pays, pour rafraîchir le vin, on enveloppe la bouteille d'un linge mouillé, on la suspend & on l'expose au vent de terre, qui quoique brûlant, communique à la liqueur une fraîcheur agréable, & qui la fait boire avec plaisir. Si on expose une pareille bouteille au vent de mer, la liqueur devient d'une chaleur désagréable. Qu'un vent aussi chaud aux sens puisse ainsi rafraîchir & modérer la chaleur de

qui correspond à celui de la mer ;
en conséquence il y est sujet à une

---

l'air, cela est un paradoxe ; mais il est aisé
de donner la solution de ce phénomene.
La chaleur brûlante du vent de terre provient de ce qu'il a passé par - dessus de
vastes déserts de sables brûlans , ou parce
qu'il balaye peut-être une atmosphere chargée d'une infinité de parties sulphureuses ,
aromatiques, seches, exhalées d'une grande
étendue de terre , & supposées potentielle-
ment chaudes. La bise au contraire amene
du côté de la mer une plus grande quantité d'air & d'air frais , doué d'un mouvement plus actif, & chargé d'une humidité
qui le rend encore plus agréable. Mais ces
différents vents nonobstant cette contrariété de leurs effets , sont toujours de la
nature qui leur est propre , c'est-à-dire , le
vent à terre est certainement froid , pendant qu'en mer il est généralement plus
chaud.

(L'Auteur auroit dû ajouter que le ra-

plus grande collifion ou à un efpece de broyement : enfin il s'y trouve mû comme par voie de percuffion.

8°. Pour peu que l'on veuille examiner attentivement quelle eft la nature des vapeurs qui s'élevent de la mer, on verra encore plus évidemment qu'il y a une véritable différence fpécifique entre l'air qui couvre la terre & celui qui s'étend fur la

---

fraîchiffement du vin contenu dans cette bouteille enveloppée d'un linge mouillé, & expofée au vent de terre dans les varangues, provient de l'évaporation du fluide dont le linge eft imbibé. Plus cette évaporation eft prompte & plus le refroidiffement du vin eft grand. Or, lorfque l'air eft fec & brûlant, cette évaporation eft plus fubite ; au contraire elle n'a point lieu, ou du moins fe fait très-lentement lorfque l'air de la mer fouffle, puifqu'il eft très-humide : nouvelle preuve de l'humidité de l'air de mer, n°. 1.)

vaste surface de l'océan. Ce seroit trop resserrer nos connoissances, que de croire que cette prodigieuse quantité de vapeurs qui sortent de la mer, ne sert qu'à fournir à l'atmosphere & à la terre, la quantité d'eau nécessaire. Cette quantité est plus que suffisante pour ces usages. Il paroît donc qu'elle est encore de quelqu'autre utilité, & c'est ce qui feroit soupçonner que ces vapeurs doivent contenir autre chose que de l'eau pure.

Il est assez vraisemblable qu'elles peuvent contenir quelque portion de sel marin, puisque l'on sait qu'il ne peut sortir des corps que plus ou moins de la substance formelle dont ils sont composés. La nature a des moyens secrets pour répandre & disperser des sels par tout cet univers, & il y a toute apparence qu'ils doivent s'élever en abondance des en-

droits qui en contiennent une grande
quantité, & où il y a moyen d'en
tirer partie. Ainſi donc ſur mer &
dans ces pays où il y a beaucoup de
mines de ſel, il doit s'élever. une
auſſi grande quantité de corpuſcules
du ſel commun, que des autres ſubſtances dont l'air ſe trouve abondamment chargé. Quoique l'évaporation
cauſée par la chaleur ne puiſſe peut-
être pas enlever beaucoup de ſel foſ-
ſile, il en eſt tout autrement ici,
puiſque les vents en léchant la ſur-
face de l'eau, en emportent la premiere couche & écument pour ainſi
dire la mer. (3) On attribue à l'ex-

____

(3) C'eſt dans les tems orageux où il
doit s'élever de cette maniere une plus
grande quantité de vapeurs impregnées
de ſel. En effet, pour peu que la mer ſoit
agitée par les vents, ſes vagues en ſe briſ-

halaison du fel, le plus foible degré de falaison qu'on remarque à la furface de la mer, ce qui montre que quelque fixe qu'il foit, néanmoins il fouffre une diffipation par les caufes communes des exhalaifons, qui font affez puiffantes pour opérer fur les corps même les plus graves.

L'huile, le bitume, le foufre, doivent auffi fe trouver mêlés dans ces vapeurs, comme étant plus difpofés à s'exalter ; c'eft ce que confirme auffi l'odeur de l'eau de la mer.

______

fant les unes contre les autres, forment une écume qui n'eft autre chofe qu'un mélange d'air & d'eau beaucoup plus léger que l'eau pure, & par conféquent plus facile à être emporté dans l'air par les vents en tout ou en partie. Les trombes, les typhons peuvent encore donner lieu à l'air de la mer, de fe charger d'une grande quantité de particules falines.

On fait que l'odeur prouve quelque chofe de plus que de l'eau, qui par elle-même eft inodore. Ces fubftances incorporées avec l'air font le principe de beaucoup de phénomenes remarquables que nous préfente la nature. Les huiles fulphureufes étant vifqueufes à un certain point, doivent envelopper des particules de fel qui de cette maniere font pareillement exaltées en vapeur.

On préfume qu'il s'éleve auffi de la mer une grande quantité d'une efpece de fel d'Epfom, (4) qui eft plus volatil. Ce fel difperfé dans l'atmofphere, devient le générateur d'autres fels. Il paffe auffi pour en-

---

(4) Ce fel fe fait, comme on fait, avec l'eau-mere du fel commun. Cette eau contient différens fels, & principalement beaucoup de fel nitreux, [à bafe terreufe.]

trer dans la compofition de ce qui fert à la nourriture des plantes & des animaux. Toute la nature eft pleine de fels; il faut donc qu'ils viennent de quelque grande fource. La mer eft celle qui peut en fournir le plus, & c'eft en trop limiter l'ufage, que de dire que le fel diffout dans fes eaux, ne fert qu'à l'empêcher de fe corrompre ou à des ufages méchaniques & alimentaires. Il eft plus raifonnable de penfer que le grand but de cette immenfe quantité de vapeurs, eft de fournir conftamment l'air d'une variété de corpufcules falins, & de répondre par-là à l'intention de la nature, c'eft-à-dire à la propagation des fels dans tout l'univers.

Il eft auffi probable, & c'eft l'analyfe qui nous conduit à le croire, qu'il s'exhale continuellement de l'eau de la mer une quantité plus ou moins grande d'un efprit acide. Ce qui appuye même cette conjecture, c'eft que dans les plages méridionales, l'air eft fi corrofif, qu'il détruit promptement les métaux & les corps pierreux.

CHAPITRE II.

De la Navigation considérée comme exercice, & comparée avec les autres exercices.

LES exercices inventés ou adoptés par la Médecine pour la cure de différentes maladies, font de plusieurs especes. On peut les diviser en ceux qui font le produit d'une action volontaire des muscles, & ceux dans lesquels le corps est passif. Tous ces exercices font d'une efficacité si grande, que la premiere ou seconde classe devient quelquefois par elle-même un moyen plus ou moins sûr de guérison dans certaines maladies; & afin de les rendre d'une utilité plus certaine, on a recherché avec soin à déterminer au juste les maladies particulieres auxquelles chaque espece paroît convenir principalement, & cela d'après l'expérience.

C'est ainsi que l'on a jugé que la promenade étoit l'exercice qui tendoit le plus au but de la nutrition, à la distribution du chyle, & à l'embonpoint. C'est-là l'exercice propre des gens de lettres; c'est même celui que l'on regarde comme le plus propre à conserver la santé. L'exercice du cheval est au contraire un moyen pour la rétablir lorsqu'elle est altérée; & lorsqu'il convient, c'est un exercice très-agréable pour l'homme, & qui est adapté spécialement aux hypochondriaques & aux vapeureux. Ceux qui sont sujets à la goutte & replets, ne peuvent prendre que l'exercice des voitures ou celui de la voix. Les personnes foibles, délicates, & qui sont menacées d'éthisie ou de phtisie, ne pouvant prendre d'autre exercice, sont obligées d'en prendre de plus modérés ; ainsi on leur conseille de se faire porter en litiere, de se faire frictionner, &c.

Non-seulement dans chaque maladie particuliere on a soin de prescrire la sorte d'exercice qui lui convient, mais encore on la prescrit selon certaines conditions essentielles; ainsi on fait prendre cet exercice pendant un tems déterminé, jusqu'à un certain degré & selon d'autres circonstances que l'on observe avec le plus grand scrupule. Des constitutions différentes demandent des especes différentes & des differens degrés d'exercice ; les mêmes ne conviennent point dans toutes les maladies & en tout tems. Quand il s'agit donc de faire choix d'un exercice, il faut faire une férieufe attention pour connoître dans des circonftances particulieres quel eft celui qui conviendra le mieux, & qui eft parconféquent à préférer.

Soit que l'on confidere l'exercice en lui-même, ou comme propre à la cure des différentes maladies, il n'y en a pas, de quelque côté que nous tournions nos vues, qui mérite plus notre attention & nos recherches, que celui de la Navigation. Il eft même étonnant que pendant qu'on a mis fi fort en ufage plufieurs autres exercices, on ait eu fi peu d'égard à celui qui feul peut produire les avantages les plus manifeftes, ou qu'il ait été fi peu en recommandation chez un Peuple auffi attaché à la Marine, que le nôtre.

1°. La premiere chofe digne d'être obfervée chez un homme qui s'embarque, s'embarque , eſt le mal de mer. Cette maladie n'eſt point produite par une matiere qui irriteroit l'eſtomach ou les inteſtins ; mais elle tire ſon origine d'une pure ſympathie , d'un *conſenſus* entre les nerfs affectés à leur origine par la commotion que ſouffrent les parties contenues dans la tête , d'un mouvement inuſité (5).

---

(5) Le mal de mer n'eſt-il pas plûtôt la ſuite de l'eſpece d'agacement que cauſe ſur les nerfs optiques, cette impoſſibilité où l'on eſt de bien fixer les objets , au commencement d'un premier embarquement ? En effet, le roulis continuel du Vaiſſeau auquel on n'eſt pas encore accoutumé , & auquel certaines perſonnes ne peuvent jamais ſe faire , préſente les différens objets qui frappent la vue , comme tremblans ou vacillans. A peine eſt-on hors de la vue des Côtes , que le nombre infini de vagues toujours en mouvemens différens & contraires,

B

2°. Sur mer on chemine fort vîte
& en plein air, fort souvent aussi

---

operent le même effet, qui a d'autant plus
lieu, que ces objets qui s'offrent aux regards, sont plus uniformes. Rien n'est plus
capable de donner ou d'augmenter le mal
de mer, que de fixer quelque tems les yeux
sur la vaste étendue d'eau qui environne le
Vaisseau. Ce qui prouve ce que j'avance,
c'est qu'à terre même lorsqu'on se trouve
à peu près dans les mêmes circonstances où
l'on est dans un Vaisseau, on est sujet au
même mal. Si l'on est mené un peu vivement en voiture par un grand chemin,
tiré à travers d'une plaine & bordé d'arbres des deux côtés, & que l'on tienne
les yeux fixés du côté de la Campagne, les arbres qui bordent le chemin &
les différentes couleurs dont la Campagne
peut être nuancée, ne semblent-ils pas
passer rapidement, & ce mouvement re-
latif ne produit-il pas à la longue un tour-
noiement de tête, un éblouissement, des

contre le vent, ce qui fait que la pref-
fion & l'action de l'air font fort aug-
mentées.

---

envies de vomir, ou du moins un mal
de cœur femblable à celui qu'on fent lorfqu'on eft prêt à tomber en défaillance?
Ne voit-on pas fréquemment des perfonnes qui ne fauroient aller fur le devant
d'un carroffe, fans fe trouver incommo-
dées du même mal? Si c'étoit la feule
commotion des parties contenues dans la
tête, qui fut l'origine de cette indifpofi-
tion, pourquoi certaines perfonnes pour-
roient-elles voyager en charrette, qui ne
fauroient foutenir le mouvement doux
d'une litiere? La vacillation apparente des
objets eft donc, à ce que je penfe, la
principale caufe du mal en queftion. Mon
fentiment doit même étonner d'autant
moins, que l'on fait qu'il exifte une fympathie finguliere entre les nerfs fur lefquels
s'opere la vifion & ceux de l'eftomach, laquelle fympathie dans certains cas femble

3°. Le mouvement ondulatoire &
les fecouffes que l'on fouffre dans un

être réciproque. Ainfi fi d'un côté la vacillation, foit réelle, foit apparente des objets
qui s'offrent à la vue, eft capable de caufer
un mal de cœur, des envies de vomir, &c.
de l'autre, lorfque les houpes des nerfs qui
fe diftribuent à l'eftomach font agacées, il
arrive fouvent des tournoyemens de tête,
des éblouiffemens, enfin une vacillation
apparente des objets. C'eft du moins ce qu'il
eft aifé d'obferver dans certaines migraines
dont la caufe eft dans l'eftomach & dans
lefquelles le Malade a des envies de vomir.
C'eft encore ce qu'on peut remarquer lorfqu'on a bu une trop grande quantité de
vin, ou du vin d'une mauvaife qualité.
Qu'arrive-t-il alors ? La tête tourne, on
voit double, ou plûtôt les objets ne paroiffent plus fixes, mais tremblans.

On m'objectera fans doute que les animaux qu'on embarque font auffi fujets au
mal de mer que les hommes, quoiqu'ils

vaiſſeau, ajoutent beaucoup à l'exercice, puiſque par-là les muſcles ſe

---

ſoient renfermés dans des endroits où les
objets extérieurs ne peuvent affecter leur
vue. J'en conviens ; mais auſſi chez eux
ce mal eſt d'une nature toute différente , &
il eſt alors la ſuite du peu d'aſſurance de
leurs jambes & du tremblement continuel
dont leur corps eſt parconſéquent agité.
Le mal de mer ſe doit donc paſſer promptement chez eux , parce qu'il faut moins
de tems ponr accoutumer le corps à garder
ſon équilibre , que pour faire les yeux à
une vacillation conſtante des objets. Ce
peu d'aſſurance du corps contribue peut-
être auſſi chez les hommes au mal de mer,
ſur-tout les premiers jours ; & toujours par
la même raiſon que ci-deſſus : car le mouvement des objets extérieurs n'eſt que re-
latif. Que ce ſoit eux qui ſoient dans un
tremblement continuel, ou que ce ſoit la
tête du ſpectateur qui vacille , c'eſt toujours la même choſe. De-là il n'eſt pas

trouvent conſtamment obligés d'être
par toute l'habitude du corps dans

difficile de concevoir pourquoi le mal de
mer ceſſe auſſitôt que les nouveaux embar-
qués vont regagner leur lit & ſe mettre dans
leurs cadres. Alors leurs corps n'eſt plus
ſoutenu par des jambes tremblantes, mais
il repoſe ſur un lieu fixe ou du moins
qui n'a que le mouvement du vaiſſeau,
qui n'eſt point un mouvement de tremblement.

Il ne faut pas croire cependant que je
nie abſolument que la commotion dés
parties contenues dans le crâne, puiſſe
contribuer en quelque choſe au mal de
mer. Je ſoutiens ſeulement qu'elle n'en eſt
pas la cauſe principale, d'autant plus que
je penſe qu'elle ne peut avoir lieu que
dans des tems orageux, lorſque le roulis
du vaiſſeau eſt conſidérable, ou lorſqu'il
balance ſelon le ſens de ſa longueur, mouvement que les Marins nomment *tangage*,
& qui renouvelle les envies de vomir chez
ceux mêmes qui ſont quittes du mal de mer,

un mouvement alternatif, pour conserver toujours l'équilibre.

4°. L'air étant sujet à un mouvement ondulatoire continuel, qui correspond au mouvement ondulatoire de la mer, c'est une circonstance singuliere qui par elle-même fait l'effet d'un exercice considérable. Outre la gravité & la pression ordinaire de l'air, le corps d'un homme qui navige, est encore en butte à une action augmentée de ce fluide, qui vient de la maniere dont il se fait ressentir par des coups répétés, tantôt sur une partie, tantôt sur une autre, comme si c'étoit un ressort qui se bandât & se débandât alternativement. Ainsi donc pendant qu'une partie du corps ne soutient qu'une pression ordinaire, ou même moindre, une autre partie en souffre une plus forte ; quelquefois même le corps se trouve comme serré par deux pressions qui se font en sens contraire. Le moulin à foulon peut nous fournir une image de l'état où l'on se trouve alors.

Si l'on fait attention à la maniere d'agir & aux effets de la plûpart des autres exercices, on verra que la navigation semble en posséder tous les avantages.

Elle a beaucoup de rapport avec la promenade, si l'on considere l'action constante & douce des muscles, dont ce dernier exercice est accompagné. Les avantages qu'on retire de l'exercice du cheval, dépendent des secousses répétées & continuelles qu'il procure, comme aussi de la vitesse considérable avec laquelle on est porté à travers l'air. Maintenant les vomissemens que l'on souffre à la Mer, donnent des secousses plus

violentes ; & l'on ne peut difconvenir qu'on ne foit porté à travers les
airs avec une vitelle beaucoup plus
grande que dans tout autre exercice.
De plus, en Mer, le mouvement
continuel du Vaiffeau prête à l'action différente de tous les mufcles,
& le corps eft fufceptible à chaque
inftant d'une variété infinie d'attitu-
des, comme dans l'exercice de la
boule ou autres femblables, & dans
les travaux ordinaires. L'exercice
que l'on prend dans une Balançoire,
dans une Calèche, qui produit quelquefois des envies de vomir, eft celui qui approche le plus de celui de
la navigation, comme auffi celui du
berceau qui eft notre premier exercice.

La navigation peut donc être con-
fidérée comme un exercice compofé
de celui de la geftation, & encore

d'une geſtation particuliere ; d'un mouvement ſpaſmodique & contre nature que produit le vomiſſement ; & d'une action ſinguliere de l'air ; avantages auxquels aucun autre exercice ne peut prétendre, ſur - tout dans des circonſtances ſi ſpéciales & en ſi grand nombre.

Cet exercice eſt conſtant, puiſque le Vaiſſeau eſt dans un mouvement continuel ; le jour & la nuit, que l'on dorme ou que l'on veille, le corps eſt toujours ſoumis à ſon action. En cela il differe de tous les autres exercices qu'un Malade ne peut prendre que pendant un court eſpace de tems & qui eſt toujours coupé par de longs intervalles.

Quoique la navigation conſidérée dans ſes circonſtances compliquées, & alors qu'elle a le plus grand effet, mérite d'être rangée au nombre des exercices les plus violens & les plus capables de caufer de grandes révolutions ; néanmoins dès qu'on en a fait ufage pendant quelque tems, elle devient réellement l'exercice le plus doux & le moins propre à exciter des mouvemens irréguliers ou dangereux dans les fluides. Ainfi cet exercice n'eft point accompagné de laffitudes, de défaillances, comme fouvent le font les autres. Des Malades foibles & débiles, attaqués d'une fievre, fujets à des fueurs colliquatives, ou dans plufieurs autres cas ne peuvent prendre des exercices un peu violens, & ceux qui font doux, font infuffifans alors pour leur procurer la guérifon ; au lieu que celui de la navigation eft fûr, & malgré cela d'une puiffante énergie. Excepté le mal de mer qu'il donne au commencement, du refte on le fupporte

B vj

aisément. A tel degré que soient les maladies auxquelles il est propre , il n'y a point à le redouter, pourvu cependant que la machine du corps ne soit pas trop ruinée , & que le cœur soit bon ; & même encore lorsque la maladie est au dernier degré, quelquefois il est avantageux.

A tout ce que nous venons de dire , nous devons ajouter que la navigation procure encore cet avantage , de respirer continuellement un air salubre , dont l'action est très-grande , puisqu'elle se trouve augmentée par la vitesse avec laquelle on le fend. Tous les muscles du corps sont aussi dans la plus grande action au moyen de cet exercice ; ceux qui ne peuvent point prendre part aux autres exercices , sont en mouvement dans celui-ci ; d'autres qui travaillent dans des exercices différens ,

travaillent dans celui-ci d'une maniere nouvelle ou plus forte; enfin
leurs mouvemens font d'une plus
grande continuité & plus longs. Di-
fons encore que pour prendre celui-
ci, on n'a pas befoin d'obferver une
infinité de précautions nécefaires à
garder pour les autres. Il paroît donc
que pour avoir négligé toutes ces
vues, il manquoit à la Médecine un
remede aufli aifé à prendre, aufli
fûr & aufli efficace que celui que
nous propofons.

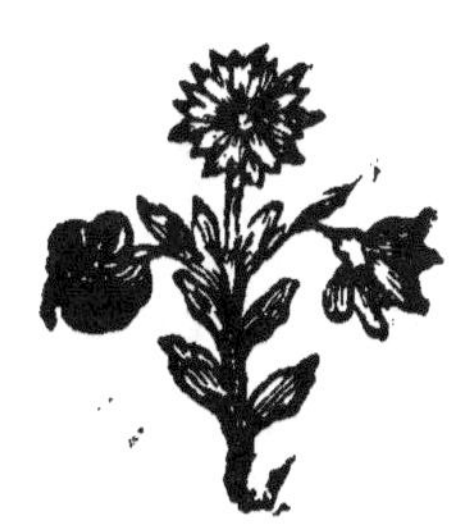

CHAPITRE III.

Observations de Maladies guéries par la Navigation.

PREMIERE OBSERVATION.

Consomption.

UN jeune homme dont la mere & le frere aîné étoient morts d'une consomption, perdit entierement son appétit, son embompoint, & ce qui l'allarmoit encore plus, ses forces à un certain degré. Il étoit tourmenté d'une toux rauque & seche, il avoit la fievre, des sueurs nocturnes, son corps étoit décharné, la couleur de son teint annonçoit l'hectisie ; en un mot, il ne paroissoit pas devoir survivre à son frere de beaucoup. Il étoit d'ailleurs d'une complexion aussi

délicate , du même tempérament ,
de la même stature & à peu près de
l'âge de ce même frere. Je penſai
que ce ſeroit perdre le tems en vain
de lui preſcrire les mêmes médicamens que j'avois ordonné quelque
tems auparavant à ſon frere , & je
ne fondai mes eſpérances de cure
que ſur quelque choc heureux donné promptement à la maladie qui
étoit déjà dans un degré aſſez avancé. Je lui conſeillai un voyage ſur
Mer. Dès le premier jour de ce
voyage , il eut grand appétit , & en
peu de jours il augmenta au point
qu'à chaque repas il auroit volontiers
mangé les proviſions du Vaiſſeau , ſa
toux perdit beaucoup de ſa violence.
Comme le bruit l'empêchoit de dor-
mir , il ſe promenoit ſouvent pendant la nuit ſur le tillac , ſans en reſſentir aucun mal. Il venta ſi fort du

rant tout le voyage, qui fut d'un peu plus de douze jours, que l'équipage étoit malade & prêt à abandonner le Vaisseau ou à l'échouer. Pour ce jeune homme, il ne fut point du tout malade, & lorsqu'il fut arrivé à Bristol, il ne ressentoit plus aucun mal & se portoit au mieux. Néanmoins comme il avoit l'occasion de prendre les eaux de Bristol, il les prit pendant trois semaines, comme je le lui avois conseillé. Il se remit ensuite en Mer pour revenir. Le voyage dura un peu plus d'un mois, & fut extrêmement orageux. Enfin il arriva vers la fin de Novembre, gras, fort & bien portant. Il a vécu depuis en parfaite santé, sans qu'il y ait eu le moindre sujet d'appréhender le retour de sa maladie. Il y a long-tems maintenant qu'il a passé l'âge qui l'exposoit le plus à la reprendre.

Observation II.

Consomption.

Une jeune femme, forte & bien portante, ayant travaillé affez vivement pendant quelques heures de nuit à éteindre un feu qui étoit dans le voifinage, s'y échauffa au point de fuer abondamment. Elle n'étoit pas bien couverte, & lorfqu'elle eut fini, elle n'eut pas foin de fe mettre au lit ou de fe rafraîchir par degré ; mais ayant feulement changé de chemife, elle alla à fes affaires ordinaires. Quelques jours après, elle fut faifie d'une toux violente, feche & accompagnée d'une grande difficulté à refpirer. Ces fymptômes augmenterent, & en peu de tems la mirent en très-mauvais état. Elle refta tout l'hiver & le printems dans cette condition, qui, eu égard à la force de la maladie & à la cauſe, ne donnoit d'autre eſpérance que celle de voir changer la maladie en chronique, d'autant que les ſymptômes n'augmentoient plus, & qu'on étoit prêt d'entrer dans une ſaiſon plus favorable. Enfin après un uſage ennuyeux de pluſieurs remedes qui étoient indiqués, la toux s'appaiſa un peu dans l'été, elle reprit de l'embonpoint & jouiſſoit d'une ſanté aſſez paſſable. Cependant ſa reſpiration étoit difficile, & pour peu qu'elle travaillât ou fît quelque mouvement, elle en étoit affectée, ce qui la chagrinoit beaucoup. Elle paſſa quelques années dans cet état, ni pire ni meilleur, au bout duquel tems il paroiſſoit qu'elle ſe portoit un peu mieux. Après avoir donc, contre toute eſpérance, recouvré une eſpece de bonne ſanté, la toux re-

vint pendant l'été avec plus de violence que ci-devant, fans aucune
caufe fenfible. Cette toux fut accompagnée de fueurs nocturnes & de
dévoiement, & par-deffus tout, elle
perdit prodigieufement de fon embompoint & de fes forces. Rien ne
paroiffoit capable d'arrêter les progrès rapides de la maladie. Après
avoir délibéré long-tems avec moi-
même, car elle étoit alors très-foi-
ble, & les fymptômes fort effrayans,
je lui confeillai un voyage fur mer,
avec hardieffe cependant, parce que
je m'étois apperçu qu'elle n'en étoit
pas bien éloignée. Elle revint au
bout de deux mois de ce voyage, en
parfaite fanté, excepté qu'il lui paroiffoit encore refter quelque difficulté à refpirer; mais qui du refte
ne l'empêchoit nullement de travailler ou de faire de l'exercice. Quel-

que tems après elle se maria, quitta son pays, eut des pertes & des chagrins, devint enceinte, consomptive & mourut. Il est à remarquer que pendant ce voyage qui dura deux mois, elle n'en fut pas le tiers en Mer.

OBSERVATION III.

Consomption.

Un Jeune homme après un violent exercice de cheval, fut pris d'un rhume. En peu de tems la toux devint forte, seche, fréquente, la respiration courte, la fievre continue, & il crachoit beaucoup de flegme aqueux qui venoit des parties voisines de la trachée-artere irritées par la violence de la toux. Nonobstant tout ce que l'on mit en usage pour subjuguer la fievre, &c. il se trouva qu'au bout de six semaines, on n'avoit encore

avancé en rien, & que la confomption fembloit très-fort menacer le
Malade. Je propofai la navigation.
Le Vaiffeau fur lequel s'embarqua le
Malade, n'avoit pas encore beaucoup
cheminé, qu'il fut obligé de relâ-
cher par les changemens de vents,
& de refter ancré douze jours dans
une Baye ouverte, expofée au Sud.
Le tems du refte étoit beau, & la
faifon favorable. Là le Malade vivant
dans l'air de la Mer, & expofé à un
exercice fort doux, recouvra fa fan_
té au point que comme il étoit quitte des fymptômes qui l'avoient al-
larmé, il quitta le deffein de continuer fon voyage, & depuis ce tems
s'eft porté de mieux en mieux. Quoiqu'il y ait même plufieurs années
d'écoulées depuis fa maladie, elle
n'a néanmoins jamais fait mine de
vouloir le reprendre.

OBSERVATION IV: *Idem.*

Un Jeune homme fut saisi d'un rhume violent dans l'hiver, auquel succéda peu après une toux forte, profonde, continuelle & seche. Comme sa santé ne se rétablissoit pas, quoiqu'il se trouvât mieux au printems & dans l'été, il fit en automne un long voyage. Ce fut alors que je le vis pour la premiere fois. Sa toux subsistoit toujours, il avoit la respiration courte, ses épaules étoient saillantes, & il avoit de la peine à faire une pleine inspiration. Il avoit de fréquentes foiblesses, des défaillances, il étoit fort maigre, sans cependant avoir de fievre ni perte d'appétit, ni évacuations contre nature. Sa maigreur ressembloit à cette sécheresse compagne inséparable de la vieillesse. Il ne pouvoit guere rester dans ce pays que deux ou trois mois au plus. Il s'embarqua immédiatement. Les sept premiers jours il ne sentit en lui aucun changement, il avoit seulement un meilleur appétit qui se passa en dix jours qu'il prit terre. Au bout d'environ une semaine, s'étant remis en Mer, la toux s'appaisa & l'incommoda beaucoup moins le reste du voyage ; son appétit augmenta, ses forces & son embonpoint revinrent. Il lui vint au-dessous des aisselles, six ou sept gros clous qui suppurerent avant qu'il eut attrappé Lisbonne, ce qui arriva au bout de trente-sept jours de Mer, à compter depuis son dernier embarquement. On lui persuada contre ce que je lui avois conseillé, de demeurer en ce pays, où il se remit peu à peu ; mais pas aussi bien qu'il s'en étoit flatté. Pour moi, je lui

avois conseillé de vivre en Mer beaucoup plus long-tems, si elle ne lui
étoit pas contraire. Quoi qu'il en soit,
il revint en Mai, jouissant d'une
santé beaucoup meilleure ; mais
néanmoins pas assez forte pour lui
permettre de passer l'hyver en Angleterre. Il alla donc le passer en
Italie. Au commencement de l'été
il revint, beaucoup mieux portant à
certains égards, excepté qu'il lui restoit encore une toux qui peut lui
faire craindre une rechûte ; mais
qu'il espere guérir par la navigation.
Il a toujours été beaucoup moins fatigué de cette toux en Mer qu'à terre.
Pendant ses voyages, il se porte au
mieux, & au bout de deux ou trois
semaines qu'il est à terre, sa santé
se détériore sensiblement. Il croit
que ce dernier voyage qu'il a fait &
qui a duré sept semaines, lui a fait
plus

plus de bien que tous les autres, lui a donné une santé qui paroit durable, quoique pendant tout ce tems la Mer ait été fort orageuse.

OBSERVATION V.

Douleur à l'Estomach.

Un Jeune homme destiné à la Jurisprudence, étoit sujet à une douleur à l'orifice supérieur de l'estomach, qu'il avoit peut-être héritée d'un de ses parens sujet aux maladies de nerfs. Une vie sédentaire & beaucoup d'étude augmenterent son mal qui devint continuel & violent. Il étoit hors d'état de vacquer à aucune affaire. Deux années se passerent dans cet état, sans que la douleur diminuât ou lui laissât à peine quelques intervalles. On appréhendoit même quelque maladie encore pire. On essaya tous les remedes qu'on a cou-

rume de prefcrire & qu'on recommande dans ces fortes de cas; on
n'en omit aucun, mais tous furent
fans effet. Il s'embarqua vers la fin
de Septembre, & fut malade pendant tout fon voyage. Cependant il
ne fut pas long-tems fans fe trouver
foulagé, & au bout de trois mois il
revint parfaitement guéri. Deux ans
après il eut quelques légeres rechûtes. Il fit encore un voyage court,
depuis lequel il s'eft toujours trouvé
en état de remplir fes fonctions.

OBSERVATION VI.

Langueur & Fievre vapoureufe,

Un Jeune homme dont le pere
étoit d'une conftitution flegmatique,
prit une croiffance fi prompte, qu'à
l'âge de feize ou dix-fept ans, il étoit
d'une grandeur extraordinaire. Cette
taille jointe à une conftitution pa-

reille à celle de son pere, le rendoit délicat & incapable de soutenir aucun travail, ou même aucun exercice. Il fut attaqué d'une espece de fievre nerveuse. Il avoit des douleurs à l'estomach & aux côtés; les parties étoient sensibles au toucher, & il ressentoit intérieurement une douleur dans toute l'étendue de la poitrine, comme s'il eut été brisé, ce qui l'empêchoit de se retourner dans son lit, autrement qu'avec beaucoup de peine : tout cela étoit accompagné d'une fievre lente, de constipation & de palpitation. La langue étoit blanchâtre, chargée & humide. Il n'étoit pas beaucoup altéré, mais il n'avoit aucun appétit & il étoit dans un état fort langoureux. Cette maladie se termina au bout d'une quinzaine de jours, ou un peu plus; mais à peine fut-il quitte d'un accès,

qu'il fut repris d'un autre ; & sous
cette forme, la maladie devint en
quelque sorte constante & habituelle.
Il fut obligé de quitter absolument
toutes ses affaires. Je le voyois bien
revenir de plusieurs accès, mais je
ne voyois aucun lieu de le garantir
de rechûtes par des moyens ordinaires. Je lui conseillai de faire des
voyages sur mer pendant les intervalles que lui laissoit sa maladie. Il
fi deux ou trois voyages courts qui
lui rendirent un peu de ses forces,
ce qu'il ne pouvoit reprendre auparavant dans les intervalles des accès.
A mesure que les forces revinrent,
ces accès revinrent moins fréquemment, & à la fin ils ne revinrent
plus du tout, excepté que pendant
quelques années il fut sujet à en avoir
un réglé par an. Ils ont été néanmoins si légers, qu'il n'en a fait au-

cun cas, & qu'il n'a pas cru qu'ils méritaſſent la peine d'aller prendre de nouveau l'air de la Mer. Du reſte il jouit d'une ſanté auſſi bonne que peut le permettre ſa foible conſtitution.

Observation VII.

Conſomption.

Un Monſieur gagna un rhume en Virginie, qu'il garda pendant ſept ou huit mois. Il vint en Angleterre pendant l'hiver, & il fut ſenſiblement mieux pendant le voyage. Néanmoins il touſſoit beaucoup, il avoit un étouffement & un ſerrement de poitrine, & ſa reſpiration étoit laborieuſe. Pour peu qu'il prît un exercice un peu fort, il crachoit le ſang. Il avoit auſſi des ſueurs nocturnes, & étoit fort amaigri. A-peine eſpérois-je pouvoir l'empêcher d'empirer jusqu'à ce que la saison devint plus favorable. Cependant l'usage des remedes & un grand régime le soulagerent un peu; mais quoi qu'il en fut, il n'y avoit pas d'apparence qu'ils pussent le guérir entierement. La Consomption avoit fait de grands ravages dans sa famille. Il s'embarqua donc en Mai. Je fus informé au retour du Vaisseau, qu'à tous égards il étoit assez bien, & qu'il avoit été si bien pendant la traversée, qu'il s'étoit cru permis de reprendre son train de vie ordinaire, & que lorsqu'il fut arrivé en Virginie, il reprit l'usage des bains froids selon son ancienne coutume. Quelque tems après, il tomba malade à la suite d'un voyage, & mourut en peu de jours.

OBSERVATION VIII. *Idem.*

Un Monſieur pendant la derniere guerre, ayant été pris par les Fran-çois & obligé de paſſer pluſieurs nuits humides ſur le tillac, fut mis enſuite en priſon. Il y fut attaqué d'un rhume violent, d'une forte toux, de fievre & d'un amaigriſſement qui dura pluſieurs mois, & avoit toutes les apparences d'une conſomption. Il fit un voyage à la Jamaïque, & fut entierement guéri ſur Mer.

OBSERVATION IX.

Conſomption accompagnée de crache-ment de ſang & de pus.

Une Jeune femme d'un tempé-rament froid & délicat, tomba en conſomption, maladie qui avoit fait périr ſa mere, un frere & une ſœur. Elle avoit depuis pluſieurs mois une toux fort incommode pendant la nuit, des fueurs colliquatives, de fréquens crachemens de fang, une fievre fuppuratoire toutes les deux ou trois femaines, & un crachement confidérable de pus. Elle fe plaignoit auffi d'une douleur fourde & très-incommode au côté gauche de la poitrine. L'ufage des remedes fembloit lui procurer quelque foulagement; mais je ne me laiffai pas amufer par les apparences flatteufes d'une maladie trompeufe, & je lui confeillai d'aller en Mer. Elle s'y trouva beaucoup mieux. Ayant été obligée de paffer quelque tems à terre, dans un tems fort chaud & dans un endroit refferré, elle fut reprife d'un crachement de fang dont elle étoit quitte depuis long-tems. En revenant, le Vaiffeau fut obligé de refter abrité dans un havre pendant un mois, à caufe des vents. Pendant ce tems elle alloit tous les jours se promener dans un bateau, comme je le lui avois prescrit. A son retour j'eus autant de plaisir que de surprise. Elle avoit recouvré son embonpoint & son air de santé, & de tous ses maux passés, il ne lui restoit qu'un léger enrouement. Je ne pus jamais gagner sur elle un second voyage; elle disoit qu'elle se trouvoit très - bien. L'hiver suivant elle eut quelques légers crachemens de pus & de sang; mais néanmoins à tous égards, elle étoit beaucoup mieux que l'hiver précédent. Au printems, elle fut attaquée d'une fievre qui régnoit alors, dont elle se tira; mais depuis ce tems elle ne fit plus que languir, devint tout-à-fait phtisique & mourut.

❧

OBSERVATION X.

Suppuration des Poumons.

Un homme de travail, d'un tempérament robuste, ayant reçu sur la poitrine la chûte d'un poids considérable, fut attaqué d'un crachement de sang, qui eut des retours fréquens, & dans lesquels il rendoit quelquefois une ou deux livres de sang. Il rendoit aussi souvent du pus & en grande abondance, enfin il étoit si maigre & si foible, que pendant qu'il crachoit le pus, il étoit obligé de garder le lit. Pendant l'été il fit deux ou trois petits tours en Mer, sous un régime strict, & s'abstenant de liqueurs spiritueuses dont il faisoit auparavant un peu trop d'usage. Dès le premier voyage qu'il fit à la mer, il n'eut plus de crachement de sang : ensuite la matiere purulente se tarit peu à peu, & il recouvra ses forces & sa santé jusqu'à un certaiu point, de sorte qu'en Octobre, ayant eu occasion de le voir, je lui trouvai un air bien portant, plus de fievre, & il étoit en état de sortir ; mais cependant il ne pouvoit encore vacquer à ses affaires ordinaires. Il lui restoit encore une petite toux. Pendant l'hiver il fut obligé de faire en grande hâte un assez long voyage, & par un mauvais tems. Il s'enrhuma : il survint une nouvelle suppuration, une fievre continue, des sueurs ; il perdit bien-tôt son embonpoint & mourut.

Observation XI.

Migraine.

Un Monsieur fort sujet à une Migraine qui le rendoit fort malade, fut obligé de faire un voyage sur Mer.

(Ce n'étoit pas à cause de sa maladie.) Ce voyage le guérit, quoiqu'il
fut fort court, car pour l'ordinaire,
la traversée n'est que de quelques
heures. Dans quelques maladies de
cette espece, la navigation semble
être un remede sûr, soit que la maladie soit idiopathique, soit qu'elle
soit sympathique & tire son origine
de l'estomach, ou réside souvent la
cause de ces indispositions.

Observation XII.

Consomption à la suite d'une pleurésie.

Il y a quelques années qu'un jeune homme à la suite d'une violente
pleurésie dont il ne s'étoit tiré que
très-difficilement & à force de saignée, se trouva attaqué de symptômes aussi dangereux que la maladie
qui les avoit devancés. Sa douleur au

côté continuoit, il avoit une toux fréquente , crachoit beaucoup , avoit des fueurs profufes & étoit dans un grand marafme. Il y avoit un an ou plus qu'il portoit cette maladie. Pendant l'été les fueurs & l'expectoration diminuerent, mais il refta au Malade une toux féche & pénible ; & fa foibleffe étoit fi grande , fa refpiration fi difficile , qu'il ne pouvoit foutenir l'exercice le plus doux , même celui de la promenade , fans fe repofer fouvent. ·Il entreprit un voyage de cinq ou fix femaines, & fe trouva beaucoup mieux au bout de quelques jours. La toux ceffa, l'appétit augmenta & le Malade recouvra fes forces & de l'embonpoint, de maniere que dans le retour , il mit fouvent la main à l'œuvre avec les Matelots, pour fon amufement ; la difficulté à refpirer fe paffa auffi.

A son retour il se trouva en bonne santé, & depuis il a continué de faire pendant trois ou quatre ans, un voyage sur mer chaque année, & toujours avec un succès manifeste; de sorte qu'il n'y a plus que dans la gelée ou lorsque le vent est à l'Est, qu'il est sujet à avoir une petite toux & une respiration un peu gênée.

OBSERVATION XIII.

Rhumatisme & maladie de Nerfs.

Je vais rapporter cette observation dans les propres termes du Monsieur qui est le sujet, aussi estimable par son mérite que par sa véracité.

» Depuis deux ans j'ai été fort
» langoureux, & je pense que cet
» état m'est venu d'un grand relâ-
» chement dans les nerfs, occasion-
» né, à ce que je présume, par le
» climat chaud dans lequel j'ai vécu

» plusieurs étés, & par différens ac-
» cès de fievre qui n'ont guères
» manqué de m'attaquer trois ou
» quatre fois par an, & qui ont
» sans doute corrompu toute la masse
» de mon sang. Je ressentois des
» douleurs aiguës dans le dos, les
» cuisses, les bras, les épaules, de
» sorte qu'à peine pouvois-je re-
» muer le corps ou me tenir droit;
» j'étois souvent obligé de quitter
» le lit deux ou trois fois la nuit.
» Ces indispositions me firent per-
» dre l'appétit, l'embonpoint & les
» forces : j'étois toujours fatigué &
» je n'avois point de cœur à l'ou-
» vrage. J'ai pris pour cette maladie
» compliquée, une grande quantité
» de drogues; j'ai fait usage des
» bains chauds, des ventouses seches,
» mais sans aucun succès. Comme
» j'étois prêt à faire une expédi-

» tion dans l'Inde Occidentale, je
» fus faifi d'une violente douleur au
» côté gauche de la poitrine, pour
» laquelle je fus faigné, & on me
» fit faire ufage de beaucoup de re-
» medes tant internes qu'externes.
» Comme aucun ne répondoit à l'in-
» tention, d'abord on appliqua une
» emplâtre véficatoire fur la partie,
» & puis une feconde fans fuccès. Je
» fus obligé de m'embarquer avant
» la guérifon totale du dernier vé-
» ficatoire. Au bout de cinq jours
» d'embarquement, mon appétit
» devint meilleur. Au bout de dix
» ou douze jours, je me trouvai
» beaucoup plus fort, quoique je
» n'obfervaffe aucun régime & que
» je ne priffe aucun remede. Ma
» douleur de côté continuoit, mais
» elle n'étoit plus fi violente. Je
» me portai mieux de jour en jour,

» & pendant mon voyage à S. Kitt,
» & pendant que je croisai devant
» les Isles Leewards; de sorte qu'à
» mon retour, j'étois devenu gras,
» d'une bonne complexion, & je ne
» ressentois plus ma douleur de poi-
» trine, sinon lorsque je faisois une
» forte inspiration. Après mon re-
» tour en Virginie, la douleur me
» reprit, & continua à augmenter
» jusqu'au tems où je m'embarquai
» de nouveau: pour lors elle se calma
» de maniere qu'au bout d'une quin-
» zaine, elle ne m'incommodoit
» presque plus. Peu de tems après
» être arrivé en Angleterre, elle est
» augmentée considérablement, &
» quoique j'aie reçu quelque soulage-
» ment, en suivant ce que m'ont
» conseillé quelques - uns des plus
» renommés de votre profession, je
» m'en ressens encore beaucoup.

» J'efpere que la Mer me délivrera
» de tous ces maux ». Cette maladie a changé de place , & s'eſt terminée par un mal de tête nerveux
avant le départ du Malade d'Angleterre. Cette maladie a demandé de
fortes & de fréquentes faignées , &
eſt augmentée confidérablement en
Mer par le mouvement du Vaiſſeau.

OBSERVATION XIV.

Confomption.

Un Monſieur qui venoit de perdre ſa ſœur depuis peu d'une confomption, étoit ſujet habituellement
à une toux , qui augmentant de jour
en jour & accompagnée d'une expectoration abondante de matiere épaiſ-
fe , devint enfin fort incommode
fur-tout pendant la nuit , & le fit
confidérablement maigrir. Il fit un
voyage fur Mer de fix femaines,

pendant lequel il ne toussa presque point. Mais à son débarquement ayant couché dans des draps humides, il s'enrhuma, & la toux devint aussi fâcheuse que ci-devant. Malgré cela il revint pendant l'hiver, gras, fort, bien portant, & cet état de santé continua pendant une année. Ensuite la toux augmenta, un crachement de matiere vraiement purulente, se mit de la partie; il eut de fortes & fréquentes hémorrhagies qui venoient de la poitrine, & malgré les meilleurs moyens que j'aie pu employer, le Malade mourut. Il est à présumer que la navigation a retardé considérablement en ce cas la consomption qui menaçoit, & qu'elle l'auroit même retardée beaucoup plus, ou peut-être guéri tout-à-fait le malade, sans cet accident qui fit revenir la toux, ou si le Ma-

lade avoit voulu retourner une feconde fois en Mer.

Observation XV.

Ulcere au Poumon.

Un Monfieur ayant reçu un coup
de pied de fon cheval dans la poitrine, fut attaqué d'un crachement
de fang qui eut des retours fréquens
& qui fut fuivi d'un crachement de
matiere purulente & fanieufe, mê-
lée de morceaux membraneux, & le
tout accompagné d'un fentiment interne de pefanteur fur la partie affectée. Il refta plufieurs années dans
cet état de langueur, faifant ufage
de beaucoup de remedes qui lui
étoient prefcrits par les Médecins
les plus habiles. Cependant à peine
avoit-il en un mois un court inter-
valle à fa maladie. Après avoir craché des morceaux plus gros de mem-

branes, l'expectoration cessa pendant quelques semaines, ce qui lui fit espérer qu'il alloit enfin être délivré de sa maladie. Quoi qu'il en fut, j'insistai sur un voyage en Mer, alléguant pour argument que c'étoit-là le tems le plus propre à le faire, & qu'il falloit par ce moyen aider la nature à compléter la guérison & à lui rendre sa premiere santé. Il ne fut absent que quelques semaines, pendant lesquelles il fut dix-huit jours en Mer, & de retour il prit le lait à terre pendant une quinzaine de jours. Au bout de ce tems il revint méconnoissable. Il étoit considérablement engraissé, il avoit un air mâle & étoit en état de faire à pied plusieurs milles, lui qui auparavant avoit toutes les peines du monde à marcher doucement pour faire ses affaires. Depuis ce tems, &

il y a quelques années de cela, il ne
s'eſt plaint de rien. La navigation
dans ce cas-ci a-t-elle opéré la
cure, ou n'a-t-elle fait que la compléter ? Il eſt vrai qu'il faut avouer.
qu'elle fut miſe en uſage dans une
circonſtance heureuſe. Un voyage
par terre auroit-il eu des effets ſi remarquables, dans un ſi court eſpace
de tems, ou même dans un eſpace
de tems plus conſidérable, quand
bien même on n'auroit eu en vûe,
après une ſi longue maladie, que de
ſubvenir à l'état langoureux où ſe
trouvoit le malade ? Un voyage par
terre auroit-il encore été auſſi ſûr,
& ſoutenu auſſi facilement, dans la
circonſtance préſente, & l'état vicié
où ſe trouvoient les poumons & dans
un degré de foibleſſe auſſi conſidérable ?

Observation XVI.

Convalescence douteuse & mal assurée.

Une personne de distinction pour une maladie compliquée & qui paroissoit désespérée, se mit à faire une longue suite de remedes auxquels tout autre moins résolu ou d'une constitution moins forte, auroit succombé. Avant que la maladie eut été à moitié guérie, il fut attaqué d'une diffenterie épidémique, qui lui fit suspendre ses remedes, & donna lieu à la premiere maladie d'acquérir de nouvelles forces, ce qui l'obligea de continuer ses remedes pendant quelques mois de plus. Enfin la maladie ayant été domptée, excepté cependant ce qu'on espéroit qui céderoit au tems ou à d'autres moyens, le Malade passa plusieurs mois chez lui pour se rétablir ; mais sa santé étoit ſi lente à revenir, & l'émaciation étoit ſi conſtante, qu'on regarda le ſuccès comme douteux, & qu'on appréhenda l'hectiſie & la conſomption. Au fort de l'hiver, tout foible & décharné qu'il étoit, quoiqu'il eut en outre les jambes enflées, il s'embarqua ſur la Manche, & y voyagea l'eſpace de trois ſemaines par un tems conſtamment orageux. On relâcha, & il paſſa quelque tems à terre. La plûpart de ceux qui étoient à bord, furent malades pendant la tourmente ; pour lui, dont on comptoit voir la mort avant la fin du voyage, il ſe portoit on ne peut mieux. Il but & mangea de grand appétit tout le long du voyage. Quelques gales enracinées qui juſques-là n'avoient pu encore être ſubjuguées, ſe deſſecherent & les parties ſe guérirent. Cependant il gagna Lisbonne,

ce

ce qui allongea son voyage de sept jours, & il se trouva tout-à-fait guéri. Depuis ce tems il a joui d'une santé parfaite & confirmée.

OBSERVATION XVII.

Crachement de sang.

Un Jeune homme grand & fort fluet, ayant une peau extrêmement fine, des cheveux mous, fut attaqué d'un crachement de sang, qui reparut plusieurs fois & avec force. Après lui avoir fait faire usage de quelques remedes, je lui conseillai d'aller en Mer. Le voyage étoit de dix jours environ. A son retour, il fut quelques semaines sur Mer à cause des temps orageux. On étoit alors dans l'hiver, & il montoit un petit Vaisseau fort chargé, qui fut obligé d'échouer. Il passa à la suite de cela, quatre mois dans une Place maritime baſſe, humide & ſujette aux brouillards. Ni le danger, ni la fatigue auxquels il avoit été expoſé, ni la place mal-ſaine où il avoit été obligé de paſſer quelques mois, ne dérangerent ſa ſanté en aucune maniere. Il devint gras & fort, & depuis pluſieurs années, ſe porte très-bien à tous égards. Quant à cette maladie, je lui avois conſeillé un voyage ſur Mer, comme le moyen le plus court & le plus efficace qu'on pût employer dans les circonſtances fâcheuſes où il ſe trouvoit, non-ſeulement pour empêcher les rechûtes, mais auſſi pour prévenir la conſomption dont il étoit menacé, & qui environ au même âge où il ſe trouvoit, avoit été fatale à deux de ſes parens; ſavoir, à un frere & à une ſœur quelques années auparavant.

Observation XVIII.

Douleurs de Nerfs, Langueur & Fievre vaporeuse.

Une jeune femme fut attaquée pendant l'hyver & le printems, de douleurs à l'eſtomach & au ventre, ſur-tout au côté droit : elle perdit l'appétit, les forces, & la violence de la douleur la faiſoit romber dans une langueur exceſſive. Elle fit uſage de beaucoup de remédes, mais qui ne lui firent aucun bien. Comme ſa maladie & ſa foibleſſe augmentoient, & que les autres remédes ne faiſoient pas entrevoir de grandes eſpérances, je lui conſeillai fortement un voyage en Mer. On verra quels effets il eut, par l'extrait d'une Lettre d'un Eccléſiaſtique très reſpectable, qui eſt ſon parent.

» Ma niéce, après avoir beaucoup
» langui & souffert cruellement, s'est
» enfin résolue à suivre votre conseil.
» Quoiqu'elle fût si malade & si
» foible, que ce ne fut qu'avec beau-
» coup de peine qu'on put la faire
» monter dans le Vaisseau, & que
» quelque tems après avoir été em-
» barquée, elle fut si malade, qu'on
» en craignit les conséquences ; néan-
» moins, peu à peu elle s'est réta-
» blie. Elle a eu à son retour une
» seconde fois le mal de Mer, &
» elle paroit actuellement si fort
» changée en mieux, qu'on ne l'au-
» roit jamais imaginé ». Elle fut
cinq heures à aller & seize à revenir.
Ce court voyage lui donna de telles
forces & un tel soulagement, qu'elle
fut en état de prendre l'exercice du
cheval, sur lequel, aussi bien que
sur le changement d'air & la diffi-

pation, on fondoit des efpérances de guérifon, parce que la Malade avoit une grande averfion pour la navigation. L'été & l'automne s'étant paffés, elle fe trouvoit toujours dans un état incertain. Je lui perfuadai de faire encore le même voyage, & elle fut bientôt après tout-à-fait rétablie.

Plufieurs autres perfonnes attaquées de langueur, de douleur à l'eftomach, aux hypocondres, de flatulence, ou perte d'appétit, de vomiffement ou autres fymptômes vaporeux, m'ont affuré qu'après le mal de mer paffé, elles avoient fenti un foulagement dans tous leurs maux & un bien-aife qu'elles n'avoient jamais reffenti auparavant, tels remédes qu'elles euffent faits, & qu'enfuite la maladie avoit pris un caractere fenfible de mieux.

Observation XIX.

Consomption.

Un jeune homme, étudiant en Droit, fut attaqué d'une violente toux séche, qui fut suivie de sueurs nocturnes & colliquatives, d'amaigrissement, de perte de forces & de l'appétit. Il embrassa avec plaisir la premiere proposition que je lui fis, d'aller en Mer, sur le succès qu'un pareil voyage avoit eu en la personne d'un de ses amis qui étoit soupçonné d'être attaqué de consomption. Le Vaisseau fut retenu six semaines plus long-tems qu'il ne comptoit. Ses jambes enflerent & le dévoiement se mit de la partie. Les deux premiers jours qu'il fut en Mer, il vomit beaucoup de bile & de phlegmes. Les sueurs, le dévoiement & l'enflure des jambes se disſiperent , & il mangeoit un peu. Il commença alors à cracher abondamment & à dépérir journellement, quoique ſes forces & ſon appétit ſubſiſtaſſent. Il mourut à terre à la ſuite du voyage. S'il eût été entrepris dès la premiere propoſition que je lui en fis, & que les abcès ſe fuſſent ouverts, avant que la colliquation eût fait des progrès ſi rapides, ou peut juger par le ſoulagement qu'il reçut de la navigation dans le triſte état où il étoit, qu'il y avoit tout lieu d'en attendre au moins le retard de la conſomption , & peut-être même quelque plus heureux ſuccès.

Observation XX.

Aſthme.

Un Eccléſiaſtique, d'un tempérament très phlegmatique, hors d'état de faire tout autre exercice, fit deux voyages en Mer. Ces voyages lui donnerent plutôt une meilleure santé, qu'ils ne diminuerent l'asthme, ce qu'on ne pouvoit même guères attendre dans une maladie aussi considérable qu'étoit certainement la sienne ; d'ailleurs les voyages furent fort courts, & il n'eut point le mal de Mer.

OBSERVATION XXI.

Consomption.

Un Monsieur attaqué d'ulcéres au poumon, entreprit un voyage en Mer. La crainte & le mal de Mer lui firent perdre courage, de maniere qu'il ne resta en Mer que onze jours : & même encore pendant ce court espace de tems, il se fit remet-

tre quelques jours à terre. Il fit ensuite de longs voyages, prit les eaux
de Briſtol ſur le lieu, fit uſage chez
lui des remédes les plus renommés,
revint dans ſon pays natal, & mourut au bout de trois ou quatre mois
de langueur.

Observation XXII.

Paralyſie.

Un Monſieur attaqué d'une paralyſie univerſelle dans un dégré aſſez
fort, employa envain différentes méthodes & pluſieurs remédes. Je lui
conſeillai enfin de faire un voyage
ſur Mer, de boire de l'eau de Mer,
de s'y baigner, & lorſqu'il ſeroit
arrivé en Amérique, de prendre
des bouillons faits avec le ſerpent à
ſonnettes. Cette maladie en pluſieurs
années étoit venue inſenſiblement;

D v

il ne pouvoit marcher qu'avec beaucoup de peine , & sa vue étoit fort
affectée. Il fut attaqué d'une fiévre ,
& 'on pensoit qu'elle lui pourroit
être avantageuse ; mais comme c'é-
toit une espéce de fiévre nerveuse ,
elle ne servit qu'à l'énerver encore
plus , du moins pendant un certain
tems. Après avoir passé à la campagne un tems considérable , il revint
à peu près dans le même état. Je n'ai
jamais vu la cure de cette maladie
dans de pareilles circonstances.

Voilà à peu près tous les cas où
j'ai prescrit des voyages sur Mer pour
la cure de différentes maladies , excepté un ou deux autres dont on ne
peut tirer aucune conséquence , parce qu'il en est résulté plus de mal
que de bien. J'ai entendu raconter
d'autres observations de l'efficacité
de la navigation dans des maladies

d'une mauvaise espéce , auxquelles j'ai foi , mais dont je ne puis me rappeller assez les circonstances & les détails , pour les rapporter ; c'est pourquoi je ne fais que les mentionner. Je suis sûr que si l'on faisoit attention , on trouveroit que tous les jours elle opére les plus grandes cures sans qu'on y prenne garde , & sans qu'on imagine même que c'est elle qui les opére. Les observations précédentes me donnent lieu de faire en peu de mots les remarques suivantes.

Toutes les observations précédentes , si l'on en excepte les quatre dernieres , montrent évidemment les bons effets de la navigation.

Ces bons effets ne peuvent être attribués qu'à la navigation , puisque les Malades , pendant qu'ils étoient en Mer, ne faisoient pas d'autres remédes.   D vj

On ne peut pas dire qu'ils dépendent entiérement de l'exercice , puifque plufieurs de ces Malades n'ont
point du tout eu, ou ont eu très-peu
le mal de Mer : il eft difficile à concevoir que la feule geftation foit capable de réfoudre des tumeurs , de
prévenir des crachemens de fang ,
de déterger les parties qui fournif-
foient du pus : il eft auffi peu vrai-
femblable que ces effets foient la
fuite de l'action augmentée de l'air
feulement en tems qu'air.

C'eft principalement dans le cas
de confomption que j'ai recommandé la navigation ; elle y femble même
propre : & comme on n'a pas encore
trouvé de remédes contre cette maladie , ces obfervations doivent encourager à faire des expériences fur
fes effets en ce cas fi fréquent & fi
fatal en Angleterre.

Non-feulement elle eft en général propre à guérir la confomption , mais encore, ce qu'on ne peut dire des autres remédes, la navigation & l'air de la Mer femblent particuliérement convenir aux différentes efpéces, & aux différens dégrés de confomption, pourvû qu'elle foit encore curable : c'eft-à-dire, ils conviennent, & dans le cas de fimples obftructions , de fimples tubercules cruds, & dans le cas de purulence ou d'ulcération , de telles caufes qu'ils procédent.

Ils paroiffent également convenir aux circonftances dont cette maladie eft accompagnée, & dans lefquelles d'autres exercices font dangereux, comme dans la fiévre, l'inflammation , le crachement de fang.

Au moyen de la navigation , fi on ne peut pas terminer tout-à-fait la cure, du moins on procure une diminution manifeste des symptômes, ou une suspension de la maladie, ce qui est un point d'une grande importance, d'autant plus que cela donne le moyen de faire faire au Malade une suite réguliere de remedes propres à le guérir tout-à-fait.

De ce qu'il est arrivé que quelques Pulmoniques sont morts de cette maladie après avoir été en mer, on ne peut néanmoins en rien conclure en défaveur de la méthode que je propose. Lorsque les poumons ont été affectés à un certain dégré, ils demeurent même après foibles, obstrués en partie, & gênés dans leurs fonctions pendant long-tems : & ainsi ils sont plus sujets qu'auparavant à être affectés de nouveau, à moins que par un régime propre, & par une administration convenable des remédes , les parties puiſſent à la longue ſe fortifier , les callofités ſe réduire, & les vaiſſeaux devenir fou- ples & perméables.

Souvent le tems que les Malades ont été en Mer n'a pas été ſuffiſant , la maladie étant ſi forte, pour com- pléter la cure & rendre le ſuccès cer- tain : mais il eſt vraiſemblable , au- tant qu'on en peut juger , qu'ils auroient été guéris radicalement , s'ils avoient eu de la perſévérance.

CHAPITRE IV.

De la maniere dont opére la navigation.

ON m'a souvent demandé ce qui rendoit la navigation un reméde si excellent, quels étoient ses effets, & quelle étoit la cause de ses effets. Les personnes curieuses trouveront dans la discussion de ces matieres, au moins de quoi les amuser.

Le premier effet de la navigation est le mal de mer, qui est la suite presqu'inévitable d'un nouvel embarquement, & qui nettoye les premieres voies des mauvaises humeurs, qui, retenues, pourroient vicier le chyle & être comme un foyer continuel, d'où dérivent les impuretés du sang & un dérangement dans les fonctions, jusqu'à ce qu'il soit dompté par quelque moyen que ce soit. En cela le mal de mer correspond, on ne peut mieux, avec l'usage ordinaire où l'on est de nettoyer les premieres voies avant d'administrer une suite réguliere de remédes, ce qu'on appelle communément *præmittenda generalia*.

Mais cette opération n'est pas le seul bien que procure le mal de mer. Le vomissement, en attirant dans les parties une plus grande quantité de sang & d'esprit, les échauffe & les fortifie (6) : de plus, les naufées

----

(6) Il y a une infinité de maladies aiguës & chroniques, dont le seul vomissement opere la cure, bien entendu que toujours dans les premieres & quelquefois dans les secondes, on aura fait précéder les saignées. J'ai toujours remarqué que

continuelles & durables, en donnant
une contractilité permanente à la fi-

---

dans les maladies aiguës, jamais le Malade n'étoit mieux, que le jour où il avoit
pris une suffisante quantité d'émétique pour
le faire vomir, quoique la plûpart du temps
il n'eût rejetté par ce moyen que l'eau qu'il
avoit pu boire. Le jour que l'on a administré ce médicament, la fievre se relâche
ordinairement, la peau qui jusqu'alors avoit
été seche & brûlante, devient fraîche &
moïte, le redoublement du soir, lorsqu'on
a lieu d'en attendre un, est beaucoup moins
violent, & il est rare que la nuit suivante
les Malades soient agités. Enfin ce calme
& ce bien être des Malades, m'ont toujours fait regretter de ne pas avoir en main
un remede qui fut de nature à exciter les
envies de vomir sans interruption plusieurs
jours de suite, sans qu'il en résultât d'autres accidens à craindre. Je ne doute même pas si on venoit à trouver un pareil
remede, qu'il ne pût suffire lui tout seul,

bre, rétablit le ton de l'estomach &
des intestins, qui par une foiblesse

avec la saignée & l'eau, pour guérir presque toutes les maladies aiguës, inflammatoires ou autres.

Ces bons effets du vomissement ne sont
certainement la suite que du mouvement
même spasmodique de l'estomach & des
parties adjacentes. L'excrétion qu'il procure entre rarement pour quelque chose
dans le succès, puisque communément les
Malades ne rejettent précisément que l'eau
qu'ils ont bu. Les efforts seuls & l'espece
de convulsion des parties musculeuses qui
sont alors en action, operent tout le bien-
être du Malade. Qu'on ne dise pas que ce
sont les dejections par bas qui en sont la
cause. Un purgatif ordinaire produiroit-il
les mêmes symptômes ?

N'y auroit-il pas lieu de conjecturer que
dans les cas d'inflammation, le mouvement circulatoire du sang étant augmenté
par ces secousses répétées, le sang se trouve
alors violemment poussé dans les vaisseaux

naturelle, ou autre vice, étoient incapables de faire leurs fonctions, d'où s'en suivoit une mauvaise digestion, & les autres mauvais effets qu'elle peut produire dans toutes les concoctions. Ainsi, par conséquent, ce doit être un reméde sûr dans plusieurs maladies qui ont leur siége dans les premieres voies, ou qui dépendent de leur état vicié. Il est évident que la navigation renforcit

engorgés, & surmonte à la fin les obstacles qui s'opposoient à son cours? Ces mouvemens multipliés & comme convulsifs de presque tous les muscles de la machine, ne contribuent-ils pas aussi à broyer le sang, & à en unir les parties, de maniere qu'il devienne plus homogêne & plus fluide? Ou enfin le Malade n'est-il mieux le jour qu'on l'a fait vomir, que parce que, comme il arrive souvent, un spasme détruit l'autre?

l'eftomach & les inteftins , par la conftipation qu'elle caufe , & le grand appétit qu'elle donne prefque toujours auffi-tôt qu'on eft embarqué, quelquefois dans le tems qu'il étoit tout-à-fait perdu , & que d'autres moyens ne pouvoient le rétablir.

En dernier lieu , le vomiffement par les fecouffes répétées qu'il donne, & l'évacuation qu'il procure , fait une puiffante révulfion, & réfout la matiere pâteufe qui caufoit les maladies , de forte que de cette maniere il devient un défobftruent. L'expérience journaliere prouve que de certaines tumeurs, & des inflammations locales, qui menaçoient un apoftume dangereux , auffi bien que des douleurs fixes & obftinées , ont cédé au vomiffement. On fait encore par expérience , qu'il rend plus traitables des ulceres rébelles, qu'il

arrête ou prévient de certaines hémorragies, qu'il guérit quelquefois,
fort promptement, des hydropisies
& la manie. Il n'y a peut-être pas de
vomissement qui soit plus violent
que celui que produit le mal de mer.
Aussi la commotion qu'il excite a-t-
elle été comparée aux effets de l'hellébore, & le vomissement que l'on
souffre en mer, a-t-il été reconnu
pour propre à guérir certaines maladies de la tête, de la poitrine, des
yeux, & celles pour lesquelles on
ordonnoit aux Malades de l'hellébore (7).

---

(7) Commotio denique quæ in navigatione excitatur, vim habet elleboro levi &
albo persimilem. Oribas. *Medicin. Collect.*
Lib. vj. cap. 23. —— Quin & vomi-
tiones ipsæ in stabili volutatione commotæ,
plurimis morbis capitis, oculorum, pec-

La navigation a encore été comptée au nombre des choses qui pouvoient contribuer à la guérison des maladies, en ce que l'air de mer semble être en possession de qualités réellement altérantes, à cause des différentes particules salines, ou autres corpuscules qu'il contient, & que les Vaisseaux inhalans du corps peuvent pomper en abondance. La vapeur que la mer exhale, n'est pas humide, selon Oribase; c'est-à-dire, elle n'est pas froide & relâchante

____

toris medentur; omnibufque propter quæ elleborum bibitur. *Plin. Hift.* Lib. xxxj. cap. 6. ———— Illa autem quæ fit procellofo in mari jactatio, robuftiffimum hominem non affuetum, vertigine, vomitu, anxietate intolerabili, ipfo animi deliquio, efficit; hinc cafu aliquando morbos inveteratos fic fanari novimus. *Van Swieten Comment. in Boerrha. Aphor.* vol. 1. p. 34.

comme l'eau, mais féche & âcre, ou pour mieux dire, d'une nature active extrêmement pénétrante. C'eſt pour cette raiſon que les lieux maritimes ont été jugés propres aux Malades, lorſqu'il s'agiſſoit d'échauffer, de réſoudre, ou de déterger (8). L'air de Mer, dit Cœlius, eſt apéritif, à cauſe des particules ſalines qui y ſont ſuſpendues, & il nettoye le corps de ſes impuretés ; enfin il y produit de tels changemens, qu'il ſembleroit qu'il le renouvelle (9).

---

(8) Quæ autem in navibus (fit geſtatio) hoc magis habet quod in purgato aere, & in quo non humidi vapores, ſed ſicci & acres ſint, efficitur ; & ob eam cauſam eſt preſtantior. Oribas. *Medicin. collect.* Lib. VI. cap. 23. ——— Loca vero maritima ubi detergendum, aut calefaciendum, aut aperiendum, conveniunt. *Id.* Lib. IX cap. II.

(9) Etenim fluminales, vel portuoſæ,

II

II y a dans l'air un certain principe néceſſaire à la vie, dont nous n'avons pas une notion déterminée, & qui n'y exiſte qu'autant qu'il jouit d'une circulation libre. L'inſalubrité de certains endroits qui ne ſont pas ſuffiſamment aërés, eſt peut-être la ſuite du défaut de ce principe, que l'on eſt obligé d'aller chercher à la campagne ou dans des endroits bien expoſés, pour conſerver ſa ſanté, ſur-tout lorſqu'on reſte habituellement dans de grandes Villes & dans

---

atque ſtagni navigationes incongruæ judicantur, quoniam humectantes caput infrigident exhalatione terrenâ : maritimæ verò latenter atque ſenſim corpus aperiunt, &, ſalſæ proprietatis cauſa, corpus adurunt; atque ejus habitum quadam mutatione reficiunt. Cœlius Aurelian. Lib. I. *Morb. Chron.* cap. I. ——— Eſt enim lacerantior, atque corporis apertionibus efficax, ob ſalſitatem, maritimus aër. *Id.* Lib. III. *Morb. Chron.* cap. 8.   E

des lieux bas & refferrés. Peut-être auffi ce principe vivifiant exifte-t-il en Mer en plus grande abondance , puifque l'air y eft plus pur , plus doux & plus agréable. A ces égards l'expérience a toujours prouvé combien il étoit excellent , & rien n'eft fi commun que d'entendre parler de la fraîcheur de l'air de Mer , terme qui porte avec lui l'idée de fa grande pureté & de fa grande falubrité. Ariftote donne pour caufe de fa grande falubrité , la température agréable dont il jouit , & la ventilation continuelle à laquelle il eft fujet (10). On a compté au nombre des avantages de la navi-

----

(10) Cur qui in navibus degunt , quamvis in aqua , coloratiores tamen funt, quam qui in paludibus? An loca commode afpirata coloris præbere hilaritatem poffint ? *Ariftot. probl. fect.* 14. *Queft.* 1.

gation, la pureté de l'air que l'on refpire en Mer (11).

L'exercice que l'on fait en Mer,
eſt une des principales choſes à être
obſervée, quant à la maniere d'opérer de la navigation. La geſtation en
Mer eſt vive, forte & continuelle.
Le corps eſt comme bercé & dans un
balancement perpétuel, à cauſe du
changement continuel du centre de
gravité, ce qui fait que tous les ſolides ſont en action & agiſſent ſur les
fluides avec une grande variété &
beaucoup d'effet. Par cette différence
du mouvement, tous les ſucs ſont
mêlés plus efficacement ; ils ſont auſſi
comme broyés ; ce qui produit un
fluide beaucoup plus uniforme , un
ſang beaucoup mieux travaillé. Les
poumons par leur mouvement non

____

(11) Oribas, ubi ſuprà.

interrompu, & l'agitation qu'ils communiquent au sang, font les principaux organes de la sanguification, qui, par conséquent, doit être fort imparfaite dans plusieurs maladies, mais principalement lorsque cet organe lui-même est affecté. Ici l'action variée & constante de tout le système musculaire, ne pourroit-il pas suppléer en quelque chose à l'action affoiblie des poumons; & cet exercice ne contribue-t-il pas plus qu'aucun autre à la sanguification, lorsque l'organe dont nous venons de parler, ne peut pas exercer librement cette fonction ?

Ce qui ajoute encore beaucoup à l'exercice que l'on fait en Mer, c'est outre l'action de l'air qui est plus grande en général, c'est, dis-je, la maniere dont il agit particulierement. L'air en Mer, comme on l'a

dit plus haut, a un mouvement ondulatoire ; il agit donc comme par
voie de percuſſion. Or par ce moyen
il a une efficacité beaucoup plus grande que lorſqu'il n'agit que par une
preſſion conſtante & égale. C'eſt à
cette preſſion inégale de l'air, à cette
percuſſion alternative , qu'on doit
attribuer le bien-aiſe où ſe trouvent
les perſonnes hypocondriaques &
vaporeuſes lorſque le tems eſt orageux, quoiqu'il pleuve ou qu'il ton-
ne ; ils reſſentent au contraire un
mal-aiſe lorſque l'air eſt calme &
tranquille, quoiqu'il ne tombe point
de pluie, comme dans le printems
ou l'été , ſaiſons où ils ſont toujours
plus malades. Dans ces tems là l'action de l'air eſt foible , les ſolides
ſont plus relâchés ; & les humeurs,
par conſéquent, ſont diſpoſées à ſe
mouvoir plus lentement.

E iij

On doit auſſi conſidérer que quant à la cure des maladies, la vie que l'on méne en Mer eſt plus ſuſceptible d'affecter l'eſprit & néceſſairement le corps puiſqu'il y a la plus grande ſympathie entre les deux. Sur Mer il régne un aſſemblage de paſſions qui eſt ſingulier, & toujours à l'extrême. Les Marins paſſent de l'eſpérance à la joie & de la joie au déſeſpoir le plus grand, ſelon qu'ils ſont en ſûreté, ou en danger. Des tranſitions ſi ſubites & ſi variées, ſont ſeules capables de guérir des maladies invétérées & incurables par d'autres moyens (12).

---

(12) Verum geſtatio per pelagus vehementiſſima eſt, & mutationes plurimas & maximas facit. Nimirum cum anima mixtos affectus habeat ex triſtitia & ſpe; timore ac periculo; modo gaudentibus & lætis, modo in agone exiſtentibus navigantibus.

Il y a certainement en Mer plusieurs causes capables de produire de
grands changemens dans la machine
animale, & de l'affecter bien différemment : c'est pour cela aussi que nous
avons attribué à la navigation tant de
vertu. Mais il y a une maladie à laquelle la navigation est si propre à ce que
je pense par la maniere dont elle opere, & ce sujet est de si grande importance, que je crois qu'on voudra
bien me permettre de m'expliquer
un peu plus au long. Cette maladie
est la pulmonie, l'hectisie, la consomption.

La consomption est une affection
locale & externe, ou exposée à l'air.

Omnia hæc composita sufficientem vim
habent omnem veterem morbum exigendi,
& è corpore excludendi. Ætius *Medicin.*
contract. tetrab. prim. Serm. 3. cap. 6.

Il est aisé de concevoir comment l'exercice, & le changement d'air & de climat peuvent procurer un soulagement si sensible ; mais il y en a peu qui aient considéré la vapeur qui s'exhale de la Mer, comme convenable aux poumons. Quand je parle ainsi, je présume qu'on est convaincu que pour guérir le vice de la partie attaquée, principalement dans la consomption, il faut appliquer directement un remede sur la partie. Guérir l'ulcére des poumons, c'est guérir la maladie, ce qui, je crois, ne peut se faire au moyen de remédes qui ne les affectent que de loin & très-peu, ou seulement par la médiation du sang qui passe aux environs.

Différens Auteurs ont insisté sur la nécessité & le succès de la fumigation dans le cas d'ulcéres aux poumons; on a proposé différentes formes de remédes en fumées ou en vapeurs. On a auſſi imaginé des inſtrumens propres pour les conduire juſqu'au poumon. On a encore recommandé de faire tenir au Malade, dans ſa bouche, des ſubſtances antiſeptiques & deſſéchantes, afin que l'air & la ſalive puſſent ſe charger abondamment des émanations de ces ſubſtances : & cette méthode n'eſt point à mépriſer.

En guiſe de ces applications artificielles, quoiqu'elles fuſſent même dès-lors en uſage, les anciens ont cherché à trouver un air chargé naturellement de médicamens propres à cette maladie & dans lequel ceux qui en feroient attaqués puſſent vivre. C'eſt dans cette vue qu'ils envoyoient ceux qui avoient les poumons ulcérés en Libye ou autres lieux, où ces Malades ont vécu très-bien plusieurs années en respirant dans les forêts un air chargé de particules de résine. Galien envoyoit ces malades à Stabie dont la situation sur le rivage entre Naples & *Surrentum*, paroît avoir été avantagéuse à ces sortes de maladies. Elevée suffisamment, défendue des vents du Nord & de l'Est, & inclinée du côté du Sud; cette place étoit exposée aux influences salubres de la Mer. D'un autre côté le Vésuve jettant continuellement feu & flammes, l'air d'alentour étoit toujours chargé d'exhalaisons sulphureuses. La chaleur interne de la montagne, qui s'étendoit jusqu'à Stabie, causoit sans doute une pareille exhalaison de corpuscules semblables.

La grande ressource chez nous dans la consomption est d'aller ha-

biter un climat plus chaud, & refpirer un air plus léger & plus pur :
& la bonté de l'air des endroits où
nous envoyons ces Malades dans
des climats plus méridionaux,
dépend de la douceur de ces climats, de la conftance du tems, &
de la régularité des faifons : & com-
paré à l'air des endroits plus fepten-
trionaux, qui eft froid & humide,
& où le tems eft toujours changeant,
l'air des pays méridionaux eft certainement préférable & fait moins de
mal. Ne pourroit-on pas néanmoins
faire une queftion : fçavoir, fi felon
le préjugé, un air plus délié eft toujours le meilleur dans ces occafions ?
L'expérience prouve le contraire.
Dans un air pur, ferain & fec, j'ai
fort fouvent remarqué que ces Malades fe portoient plus mal, & qu'ils
font beaucoup mieux dans des en-

E vj

droits où l'air & les saisons sont en apparence moins favorables, & où l'air est humide & tempéré, selon que le remarque aussi Fredéric Hoffman, qui fait la même observation. Or l'air sur Mer est précisément de ce caractere (13).

---

(13) Le poumon est un viscere continuellement en mouvement, & dont la souplesse est toujours entretenue par une lymphe pituiteuse qui y circule, ou par une mucosité aqueuse qui l'enduit & qui s'y filtre. Il paroît donc que l'air humide est très-ami des poumons, & qu'il est nécessaire, pour les empêcher de s'enflammer, & de perdre par-là de leur mouvement, ce qui arrive dans le cas de fiévre, de chaleur, & de sécheresse de l'air. Mais il a encore une autre qualité particuliere, qui est d'être plus propre que l'air sec, à tempérer, rafraîchir & ventiler le sang qui est dans les poumons. Rien n'est plus agréable dans les grandes chaleurs, qu'une petite pluie,

Si, comme on l'a déja avancé, l'air de Mer est réellement plus pesant ou plus élastique, il doit beaucoup mieux répondre aux fonctions méchaniques de l'air dans la respiration ; il doit donc dilater plus librement les poumons lorsqu'ils sont foibles, flaccides ou presque calleux ;

qui réveille les esprits, & rend la respiration plus libre. Dans les climats chauds, lorsque la chaleur est étouffante, on a coutume de s'asseoir à l'ombre d'un grand drap, qu'on a soin de tenir toujours humide, ce qui procure le soulagement le plus agréable. Cela démontre pleinement l'effet de l'humidité. L'observation confirme de plus que la bise de Mer, quoique fraîche, produit toujours une légere sueur ou une transpiration plus libre, & rend le corps plus à son aise, ce que ne fait jamais le vent brulant qui vient de terre, & qui au contraire dispose le sang à devenir putride & aduste.

il doit conséquemment faciliter la circulation du fang à travers les poumons ; il doit exercer une douce compreſſion fur les vaiſſeaux fanguins qui, à cauſe de leur délicateſſe font ſi ſujets à ſe rompre , furtout dans un air privé de ſon élaſticité. Sur le ſommet des hautes montagnes où l'air eſt fort léger, on reſpire avec difficulté, on eſt ſujet à avoir des inflammations aux yeux, & quelquefois on crache le fang. Je me reſſouviens, que dans un tems où la chaleur vint ſubitement & étoit brûlante, pluſieurs perſonnes, en une nuit, cracherent le fang. La neuviéme obſervation rapportée ci-devant nous fournit un exemple pareil. C'eſt peut-être pour cette raiſon que les pulmoniques font plus à leur aiſe dans l'air épais & groſſier des grandes Villes, parce qu'étant plein de corpuscules grossiers, il n'est pas si propre à se raréfier, & que d'ailleurs il ne peut faire mal par une trop grande legereté, à ceux qui ont la texture des poumons délicate. Celse recommande comme une condition nécessaire, de choisir un air plus doux que celui dans lequel vivent les Malades. C'est pourquoi on les envoyoit en Egypte (14), où l'air, selon le rapport de Prosper Alpin, est fort grossier, sur-tout dans les places maritimes, où il pleut fort souvent. Il est vrai qu'il paroît que d'abord les Anciens envoyoient ces sortes de Malades préférablement sur les côtes de la Mer & sous un air

____

(14) Opus est cœli mutatione, sic ut densius quam id est ex quo discedit æger petatur. Ideoque aptissimè Alexandriam ex Italia itur. Celf. Lib. III. cap. 22. *De phtisi.*

plus pefant, ce qui ne s'accorde pas tout-à-fait avec les notions & la pratique des modernes.

Mais ce qu'ils ne perdoient point de vue, eft qu'il n'y a point d'autre air qui puiffe avoir l'avantage d'être en tout tems rempli de particules fi convenables, dans un fens ftrict, aux différens états morbifiques où fe trouve le poumon dans la confomption. L'air de la Mer eft vraiment pectoral, il contient tous les médicamens propres à la maladie, & il s'applique directement fur les poumons dans l'infpiration : peut-être même ces effets ne font-ils pas inférieurs à ceux des baumes les plus renommés. Parmi le nombre exorbitant de remedes internes appellés pectoraux, qu'il y en a peu qui méritent avec juftice ce nom ! Leur effet eft partial & précaire. Ils ne font amenés dans la partie, que par le long tour de la circulation, & ils affectent indifféremment tout le corps, souvent sont-ils autant diurétiques & spléniques: plus généralement ils sont adoucissans & antiscorbutiques. Mais la chaleur douce, la nature balsamique & l'humidité saline de l'air de la Mer, en font un remede propre à remplir toutes les indications qu'il est possible d'imaginer dans cette maladie.

Peut-être bien chacun ne voudra-t-il pas sur le champ reconnoître combien cette conjecture est raisonnable & vaisemblable. Cependant, imaginant que d'être souvent sur l'eau, devoit rafraîchir un poumon foible & brûlant, & reprimer la fiévre; que dans les vapeurs qui s'exhalent de la Mer, il y avoit autre chose que de l'eau toute pure, ce qui leur donnoit quelqu'analogie avec les vapeurs ou les fumigations qu'on fait inspirer aux pulmoniques; comptant pour peu l'exercice qu'on prend à terre, je fis avec soin quelques essais pour voir de quel usage pourroit être la navigation. Le succès fut tel que je n'en avois jamais observé de pareil de la part de l'air ordinaire, & de l'exercice connu. J'ai encore été bien plus encouragé lorsque j'ai trouvé que les Anciens avoient eu les mêmes idées que moi, & qu'ils avoient recommandé généralement la navigation dans la phtisie, & cela pour les mêmes raisons.

Quant à l'usage externe de l'eau de la Mer, on a remarqué, & cela est connu même du peuple, qu'elle est propre à diminuer les ulcéres, lorsqu'ils sont déja détergés; qu'elle convient dans les tumeurs des gens de mer qui sont difficiles à venir en suppuration, dans le cas de callosités ou de fistules, lorsque les ulceres ont été mal cicatrisées, qu'elle arrête & adoucit les ulceres rongeans (15). Dans la consomption les poumons passent pour être à peu près dans cet état, & il est à présumer que les vapeurs qui s'élevent de la Mer, doivent avoir en quelque maniere, les mêmes effets sur les maladies que l'eau dont elles sont émanées.

La Mer, pour nous servir d'une comparaison qu'on nous permettra, peut à cet égard être regardée comme une espéce singuliere de baume délayé dans beaucoup d'eau, & propre par sa ténuité à donner ses principales vertus par l'évaporation. En effet cet élément contient une abondance de différentes parties volatiles

---

(15) Hippocrat. Lib. *De liquidorum usu.*

& véritablement balfamiques qu'il exhale continuellement au moyen des vents, du foleil & d'un feu fouterrain, en vapeurs qui agiffent conftamment fur les poumons de la maniere que le feroit un bain ou une fomentation. Quelques Médecins des anciens tems ont regardé cette vapeur comme d'une nature chaude, réfolutive & déterfive. Principalement Aretée, Ecrivain qui n'eft inférieur à aucun, pour l'exactitude & le jugement, dit expreffément, que dans la confomption la vapeur faline de la mer eft propre à deffécher les ulceres (16) : & la pratique femble confirmer le fentiment de cet habile Médecin.

---

(16) Cum ulceribus enim quiddam ficcum marina falfugo communicat Areteus *De curatione morb. diut* Lib. 1. cap. 8. *de Phtife.*

CHAPITRE V.

Du véritable ufage des Voyages fur Mer.

Les Anciens ont été extrême-ment minutieux, par rapport à tou-tes les circonftances de la navigation ; ils ont diftingué celle qui fe faifoit fur la mer , d'avec celle qu'on pouvoit faire fur les rivieres ; ils ont diftin-gué les occafions où il falloit naviger le long des côtes , ou en pleine mer, dans de grands ou dans de petits vaif-feaux, dans de grands bateaux , à la rame ou à la voile , dans un vent violent, ou dans une bife modérée. Ils ont aufli fait différence entre la navigation dans un port, ou fur un lac. A de certains Malades ils pref-crivoient de longs voyages ; à d'au-

tres, de courts. Ils ont pouſſé ſur ce
point l'exactitude ſi loin, qu'Héro-
dote recommandoit de commencer
un voyage de ſoixante ſtades, environ
ſept milles, & peu à peu d'aller juſ-
qu'au double. Je vais préſenter ce
qne l'obſervation m'a appris ſur ce
Chapitre, ou ce que je conjecture
être dans le vrai ſur cet article.

Les Médecins ont toujours recommandé d'avoir recours aux remédes
de bonne-heure. Mais la navigation
eſt accompagnée de difficultés qui
paroiſſent ſi conſidérables, de tant
de haſards & d'incommodités, que
la plûpart des Malades ne peuvent
s'y ſoumettre qu'avec répugnance.
On ne doit donc la conſeiller que
dans des cas où elle eſt véritablement
propre, & lorſque le dégré de la maladie le requiert abſolument. Il y a
certaines maladies dans leſquelles

elle eſt en vérité ſi évidemment in-
diquée, que je n'héſite jamais de la
conſeiller dès le commencement.
Combien de perſonnes meurent tous
les jours de conſomption, qui dans
les commencements ne faiſoient
aucun cas de leur maladie, & qui,
dans la ſuite, ont été trop heureuſes
d'employer toutes les méthodes ordinaires. Il eſt très-commun de les
voir s'expatrier pour aller reſpirer un
air étranger & plus pur, & celà,
lorſqu'elles n'ont plus de poumons
pour être en état d'en jouir. Lorſqu'une toux commence à être accompagnée d'une hectiſie pouſſée à
un certain dégré de ſueurs & d'a-
maigriſſement, de perte d'appétit &
d'inſomnie, le danger eſt trop ap-
parent. On ne doit alors mépriſer
aucun des remédes efficaces : il faut
les eſſayer tous, ſoit ſeuls, ſoit unis

les uns aux autres. En effet, fort souvent si nous voulons procurer une cure radicale, ou si cela est possible, nous avons besoin de tous les secours de l'art, qui encore la plûpart du tems sont infructueux. Dans cette circonstance, la navigation n'a encore jamais manqué jusqu'à présent de répondre à mes intentions.

J'ai toujours trouvé que la navigation étoit bonne pour la santé, & suivie de succès dans le beau comme dans le mauvais tems, dans l'hyver comme dans l'été, & sous tels climats que ce fût. C'est pourquoi il ne paroit pas qu'il soit nécessaire de faire une attention si scrupuleuse à ces différences, lorsqu'on veut ordonner la navigation ; & il semble que quant au tems où elle doit se faire, il faut ne consulter que la nécessité du cas.

Cependant

Cependant il faut avouer qu'en certaines occasions, il est nécessaire d'avoir égard aux circonstances. Ainsi dans le cas d'Asthme, il faudra envoyer le Malade en Mer, lorsque les vapeurs qui s'en exhalent seront plus ou moins chargées de cette humidité saline dont nous avons parlé, ou lorsque le temps est clair & serain, selon la cause de l'Asthme ou selon que l'expérience nous aura enseigné ce qui nuit ou ce qui fait du bien au Malade. Dans le cas de Fluxions ou d'Hydropisies, il faudra choisir un climat chaud & sec, parce qu'en augmentant la transpiration, l'humidité superflue se dissipe plus aisément. Quelquefois on se trouvera bien d'un temps orageux, parce qu'alors l'exercice est plus violent & que l'air a sur le corps une action beaucoup plus forte. Ce temps paroît donc propre aux maladies qui reconnoiffent pour cause l'épaififfement des fluides; il femble auffi convenir dans le cas de Glandes obftruées, & principalement dans la Phtifie. Les Malades refpirent alors un air rempli de corpufcules falins, d'une humidité balfamique capable de rafraîchir, de défobftruer & de déterger les poumons, Pour recevoir encore plus de foulagement, les Malades doivent fe tenir alors fur le tillac autant que faire fe peut, & s'expofer à l'influence libre d'un air auffi falutaire pour eux, & en même-temps à l'exercice puiffant qu'on y éprouve. C'eft ce que j'ai toujours recommandé à ceux que j'ai fait naviger, & c'eft ce qu'ils ont auffi exécuté de tout leur pouvoir.

J'ai encore quelque peine à confeiller la navigation dans des faifons

défavorables, où le temps eſt extrêmement inconſtant & où l'atmoſ-
phere paſſe rapidement du froid au
chaud. Il ſemble que dans ces ſaiſons
l'air ſoit chargé de parties capables
de produire des embarras, ou d'une
humidité contraire à la ſanté. On
doit faire attention à ces circonſtances avec ſoin, & c'eſt ce qui doit
déterminer à envoyer ceux qui ſont
ſujets à des maladies qui ne peuvent
s'accommoder de ces temps, dans un
climat plus méridional ; d'autant plus
qu'ils ne craignent rien tant que les
inclémences de l'air, & rien ne les
rend plus malades que des changemens fréquens & ſubits du temps,
auxquels nous ſommes ſi fort expoſés pendant un long hiver.

Les perſonnes délicates & ſujettes aux affections nerveuſes & ſpaſ-
modiques, doivent d'abord naviger

fur des Mers plus calmes, dans des Ports ou des Bayes, & lorſque la faiſon eſt belle & douce, parce qu'ils ne peuvent ſouffrir la commotion à un certain degré ſans en reſſentir de fâcheux accidens.

Peut-être pourroit-on croire qu'il ſeroit neceſſaire avant de s'embarquer, de faire uſage de quelques remedes préparatoires, comme par exemple, de la Saignée ou de la Purgation, s'ils ſont indiqués. Il ne ſeroit pas mal auſſi d'employer en Mer des remedes propres à prévenir un vomiſſement exceſſif, & la conſtipation ou le dévoiement. Quelquefois il pourroit être à propos de prendre une ſuite de remedes déſobſtruans pour aider la cure. Mais juſqu'à préſent je me ſuis toujours fié ſur la navigation ſeule. S'il étoit néceſſaire que les Malades priſſent le Lait, les perfonnes riches peuvent avoir à bord des Chevres ou des Vaches.

Il n'eſt pas abſolument néceſſaire de parler du temps que l'on doit paſ-fer en Mer, parce qu'il eſt à ſuppoſer qu'on veut ou qu'on doit y reſter juſ-qu'à ce que la maladie ſoit entiére-ment guérie, & que la ſanté ſoit tout-à-fair rétablie. Quelques Malades, comme on peut le voir par les ob-ſervations précédentes, ſe rétabliſ-fent en quelques ſemaines ou en quelques mois. Quelquefois un mal de Mer de quelques heures a ſuffi. Il faudroit pour d'autres malades qu'ils reſtaſſent en Mer des années entieres, afin que la cure fût complette & qu'ils n'euſſent plus de rechûte à craindre. Ce n'eſt pas que je veuille dire qu'ils devroient reſter toujours en Mer; mais ils devroient de temps en temps faire un voyage, ce qu'ont fait quelques-uns, encouragés par le succès qu'ils en retiroient. Cette méthode, sera, je crois, plus efficace, que de les envoyer aux Eaux, de leur faire prendre le Lait, ou de leur faire faire des voyages sur terre, qui souvent ne sont suivis d'aucun succès. Au moins elle m'a réussi très-bien, dans des cas où tout ce que je viens de rapporter n'avoit servi en rien, & où on avoit mis en usage de longues suites de remedes, à pure perte.

Si la foiblesse du sujet, l'incertitude de la cure, la crainte ou la répugnance du Malade portent le Médecin à ne point conseiller la navigation, ou que la personne affectée s'obstine à ne point s'y exposer, le dernier expédient sera pour lui de vivre dans quelque petite Isle, ou sur une Côte bien exposée, où les vapeurs qui s'exhalent de la Mer

excédent celles qui fortent de la terre , & où par conféquent ces premieres prévalent. Là il pourra fe
promener fur Mer tous les jours ,
pour obferver quels effets aura la
navigation , & il s'accoutumera peu
à peu à un mouvement inufité & à
un voyage plus long.

De cette maniere, on peut donner à la navigation des degrés certains & adaptés à toute forte de cas &
de circonftances. Car en faifant naviger le Malade dans de grands ou dans
de petits vaiffeaux , plus ou moins
loin du rivage , dans des Mers plus ou
moins calmes , on peut diminuer ou
augmenter l'exercice qu'on lui ordonne. Il en eft de même du mal de mer ;
par les mêmes moyens on peut n'exciter que de fimples naufées ou des
vomiffemens, & cela auffi long-temps
& auffi peu de temps que le deman-

deront & la nature de la maladie &
l'état du Malade. Il paroît que c'eſt
dans cette vue que les anciens Médecins ont été ſi exacts dans les
régles qu'ils ont ſtatuées ſur la navigation en ces cas de maladie. J'ordonne ſouvent à mes Malades de
ſortir dans un bateau une heure
ou deux pendant la marée, & de
répéter fréquemment ces promena-
des.

Comme la crainte de périr en mer
eſt capable de décourager les Malades, j'ai toujours eu ſoin d'arranger
les choſes de maniere que s'ils ne
peuvent ſupporter abſolument la
navigation, ou qu'il ſurvienne quelque danger, on puiſſe avoir le tems
de regagner la terre, avant qu'il arrive aucun accident.

Il y a quelques maladies qui ſont
particulieres à un certain période de

la vie, paffé lequel tems, on court enfuite beaucoup moins de danger. Cela eft principalement vrai quant à la confomption. Peût-être feroit-ce une bonne précaution pour ceux qui tirent leur origine de parents à qui cette maladie a été funefte, de vivre quelque tems en mer, pour prévenir en eux le même accident, lorfqu'ils font parvenus à cet âge fatal où on eft plus fujet à cette cataftrophe. J'ai prefcrit une fois la navigation en pareils cas, & elle a eu tout le fuccès que je pouvois en attendre.

Les Anciens faifoient un ufage fréquent de remédes fournis par la mer, comme de la navigation, du fel marin, de l'eau de mer. Ils employoient ces remédes fous différentes formes, & dans des vues différentes. Ils prefcrivoient aux Malades de fe baigner & de nager en mer, de fe rouler dans le sable & d'y suer; de vivre dans des Villes maritimes, & d'user d'alimens tirés du sein de la mer. On ordonne aux Malades attaqués de consomption, de passer d'un endroit sec dans un endroit humide, & de passer d'un lieu humide dans un autre plus sec. Je ne sçaurois trop déterminer si un excès d'humidité ou de sécheresse est capable de causer ou d'augmenter cette maladie, la température générale étant toujours la même, & y ayant peu de places dans le milieu des terres, qui ne soient aussi exposées à des froids fort durs. Peut-être que d'autres personnes sentiront mieux de quelle importance il est pour nous de changer d'air dans cette vue : mais pour moi mon avis est que la simple sécheresse, ou la simple humidité de l'air, qui affectent immédiatement

les poumons, ne fuffit pas; & qu'il
faut néceffairement qu'il s'y joigne
quelqu'autre chofe, pour rendre ces
changemens d'habitations plus efficaces qu'on ne les obferve journellement. Si on vouloit en tirer quelqu'avantage dans notre Ifle & dans
ce climat-ci, il me femble qu'il faudroit que les Malades qui ne veu-
lent point entreprendre un long
voyage, choififfent pour habitation,
quelque rivage élevé & fec : il faudroit qu'ils fe promenaffent fouvent
à cheval en côtoyant la mer, fur-tout
pendant la marée; qu'ils fuffent fouvent parmi les rochers, & que tous
les jours ils navigeaffent pour refpirer, autant qu'il leur feroit poffible, la vapeur qu'exhale la mer,
afin que par ce moyen leurs poumons en fuffent très-fouvent hu-
mectés, &, pour ainfi dire, im-

prégnés (17). De cette forte je penfe qu'on communiqueroit à leurs poumons quelque chofe de plus qu'une fimple humidité, quelque chofe enfin qui, peut-être, leur eft nécef-

(17) Inter innumeras mulieres, quæ victum quotidie eruendis ad conchis littora quærirant, vix unam invenies cujus putridi fint dentes; contra autem firmæ funt plerumque gingivæ, pulmones fani, tuffique fcorbutica liberi. Idque præcipuè ipfis inde contingit, quod aer falinis undique particulis, à maris fuperficie effluentibus, vel potius ab undarum flictu elifis abundat. Ruffel *de ufu aquæ marinæ*, p. 76. J'ai fait la même obfervation fur une côte féche & pleine de roches, dont les Habitans font fouvent en mer, refpirent toujours un air de mer, & fe nourriffent de poiffons à coquilles. Chez eux la confomption eft fort rare: pendant que dans un canton fitué dans les terres à quelques milles, & où le terrain eft généralement fec, cette maladie eft fort fréquente.

faire, & qui convient à leur état vicié. Au moins, ce qu'on peut affurer, c'eſt qu'ils vivroient avec autant de fûreté & de commodité dans un pareil air, qu'ils le font dans des endroits fitués au milieu des terres ; endroits dont ils font choix le plus fouvent, & où j'ai toujours obfervé qu'ils meurent prefque tous. On remarque que l'air de la mer contribue beaucoup à cet état fain des poumons, capable de les préferver de tous fymptômes tendans à la phthifie (18).

---

(18) Ne feroit-il pas d'une bonne économie politique, lorſque nous avons guerre fur terre & fur mer, d'envoyer fur les vaiſſeaux des Soldats fluets, délicats & d'une fanté chancellante, qu'on tireroit des troupes de terre ? L'expérience femble prouver que les gens qu'on a coutume d'enrôler pour le fervice de mer, & qui font courts

Cependant on pourroit en même-
tems faire ufage du lait, s'il paroiffoit convenir au Malade. Telle étoit
la principale pratique des Anciens
dans cette maladie. Attentifs à toutes les indications qu'ils pouvoient
tirer du tempérament du Malade
& de la conftitution des poumons,
ils tâchoient d'en guérir les ulcéres

& trappus, font ceux dont la fanté réfifte
le moins à cet élément, pendant que des
hommes élancés, fluets, au teint blanc,
à la peau fine, aux cheveux blonds s'y
portent on ne peut mieux, & y acquierent
une fanté vigoureufe; ces derniers périffent
ordinairement de bonne-heure des fatigues
auxquelles eft expofé fur terre le Fantaf-
fin, ou bien des excès du libertinage, dernier article auquel pourroit un peu remédier
la navigation. Cette vue ne mérite-t-elle
.pas d'être approfondie, fur-tout dans un
tems où l'on femble fi fort s'occuper des
idées de population?

par des remédes internes & externes, & peut-être réuffiffoient-ils
mieux qu'on ne fait actuellement.
Ils faifoient grand cas du lait daus
ces circonftances, & principalement
de celui de Stabie, où la terre, foit
par la qualité du fol ou par la bonté
de fon expofition, produifoit en
abondance une infinité de plantes
balfamiques. On envoyoit les phtifi-
ques dans cet endroit, non-feulement à caufe de l'excellence du lait
qu'on y prenoit, mais auffi à caufe
des vapeurs & des exhalaifons, qui
d'un côté s'élevoient de la mer, & de
l'autre, du Vefuve (19).

---

(19) On penfe que c'étoit en cet endroit
qu'étoit fitué le *Mons Lactarius* de Caffiodore. Cette place a été fort célébrée dans
les anciens tems pour la falubrité de l'air &
la grande abondance de lait qu'on y trouvoit, & qui y étoit excellent. Auffi dans les

Il faut connoître à fond les indications que préfente une maladie

---

différens périodes de la maladie dont nous
parlons , étoit-il fort fréquenté. La bonté
du lait vénoit fans doute de la nature des
plantes qui y croiffoient & qui y étoient
balfamiques & reftaurantes. On lit ce qui
fuit dans Caffiodore , à l'occafion d'un certain Davus qui y alloit pour y trouver les
remédes contre la pthifie dont il étoit attaqué. *Huic ferociffimæ paffioni beneficium
montis illius divina tribuerunt : ubi aeris
falubritas cum pinguis arvi fœcunditate
confentiens , herbas producit dulciffima
qualitate conditas ; quarum paftu vaccarum
herba faginata lac tanta falubritate confi-
cit , ut quibus medicorum tot confilia nef-
ciunt prodeffe , folus videatur potus ille
præftare : reddens priftino ordine refolutam
paffionibus vim naturæ. Replet membra
vacuata, vires effœtas inftaurat, & fomento
quodam reparabili ægris ita fubvenit, quem
admodum fomnus labore fatigatis.* Caf-
fiod. Lib. xi. *Variar.* Epift. 10. ———— On

quelconque, & y faire une attention scrupuleuse, ou bien il y a toute

lit de même dans Baccius : *Neapolitani Medici pro ultimo refugio ægros phtisicos & qui sanguinem expuunt, vel ejusmodi thoracis ulcera, & alia vitia, patiuntur, ad Tabeas mittunt cum successu adeo salubri, ut sint qui totam in eis degant vitam.* *De Thermis*, Lib. IV. On a des exemples récens de personnes qui y ont été en ce cas, avec les plus grands succès.

On prend souvent chez nous le lait dans des circonstances fort desavantageuses, soit par rapport à l'air que l'on respire en même-tems, & qui n'est point propre, soit parce qu'on va le prendre dans des endroits marécageux & montagneux, où l'humidité du terrain & des brouillards fréquens rendent l'atmosphere froide & humide, même au cœur de l'été. Les lieux convenables, sont ceux qui sont opposés à ceux dont je viens de parler, & sont situés sur les côtes de la mer, comme étoit Stabie. On pourroit communiquer des ver-

apparence qu'on en manquera la cure. Lors donc que nous cherchons à guérir une consomption par des remédes qui ne peuvent agir qu'en général sur toute la machine, nous ne satisfaisons qu'à une seule indication, pendant que nous en laissons de côté une autre qui n'est peut être pas de moindre importance. Seroit-il possible de guérir un ulcére sordide accompagné de clapiers, par les remédes généraux, ou quelque pré-

tus médicinales au pâturage, en multipliant dans ces endroits toutes les plantes balsamiques, selon le plan donné par Galien dans cette vue. Je me suis étendu un peu plus particulierement ici, pour montrer les conditions que doit avoir l'endroit propre à ces maladies ; & presque de tout tems la pratique, dans les consomptions, a toujours tourné ses vues du côté de l'usage convenable du lait, & du choix de l'air.

tendu fpécifique, fans le fecours de la main , & fans un panfement méthodique. Un ulcére eſt partout le même, & fi en quelqu'occafion on eſt obligé d'employer quelque remède topique, il eſt abfolument nécefſaire d'employer le même remède partout où fera la même maladie. On employe tous les jours des remédes internes, les mieux indiqués, dans la vue de corriger , s'il eſt poſſible , le vice des fluides & des parties principalement affeɑ̌ées ; mais il paroît que d'un autre côté on néglige en ce cas les remédes qui , par une application externe & immédiate , pourroient s'oppoſer à l'état morbifique des poumons , à leur foibleſſe , à leur érofion , à leur obſtruction , ou enfin à leur inflammation. Ne feroit-ce pas du peu d'attention que l'on fait à une chofe fi remar-

quable cependant, qu'on doit attribuer, en grande partie, le manque
de fuccès que l'on a le plus fouvent
dans la confomption ?

Cependant, quelqu'avantageufes
que puiffent être les applications
externes & bien ménagées dans la
maladie en queftion, on ne peut
difconvenir qu'elles ont auffi des
défavantages auxquels il eft même
difficile de rémédier. Les poumons
font fi délicats, qu'il feroit à craindre, par rapport aux qualités des
fubftances qu'on pourroit employer,
qu'elles ne fuffent trop échauf-
fantes, ou trop irritantes, ou peut-
être trop relâchantes : & il eft fûr
même que celles qui ont le plus de
vertu, font dangereufes. De plus,
il y a peu de Malades qui veuillent
fe foumettre à un ufage conftant de
ces remédes, ce qui cependant feroit

néceffaire, ou même qui puiffent le fupporter. C'eft, je crois, la principale raifon pour laquelle ces remédes font actuellement fi peu ufités, & refteront toujours dans le difcrédit. La nature, autant que j'aî pû l'obferver, a renfermé dans cette vapeur qui s'éléve des eaux de la mer, tout ce qu'on pouvoit attendre des remédes dont je viens de parler : tout le bien qu'ils pourroient produire fe retrouve en cette vapeur. Les Malades peuvent fe foumettre à ce reméde fans la moindre incommodité : fon application n'eft point hazardeufe, & ne demande aucun appareil embarraffant.

CHAPITRE VI.

Objections.

LA premiere objection, & celle qui se présente naturellement contre la navigation, est le danger que l'on court en mer. Cependant sur un nombre donné, on trouveroit peut-être qu'il en meurt beaucoup plus sur terre de maladies épidémiques, ou autres, & par accident, que sur mer, où l'air & l'exercice donnent beaucoup d'appétit, relâchent les esprits, rendent la santé beaucoup plus vigoureuse, & de cette façon font un grand préservatif contre les maladies. Les Marins, dit Ramazzini, sont peu sujets aux maladies chroniques (20). La plus

____

(20) Navis non est locus ad alendos chronicos morbos. *De morbis artificum*, cap. x. Supplément.

grande partie de ceux qui vivent
sur mer, périssent par indiscrétion,
peut-être par une intempérance habituelle, par un travail violent &
souvent inutile, par un passage subit
du chaud au froid sans aucune précaution, toutes choses qui sont sui-
vies des plus fatals effets ; effets qu'on
attribue au climat ou à la navigation.
C'est la raison pour laquelle les maladies aiguës sont si fréquentes parmi les Marins, & c'est aussi pour cela
qu'on voit peu de Marins vivre long-
tems. Cependant ceux qui ont assez
d'empire sur eux-mêmes pour se
garantir de ces excès & de ces irré-
gularités dangereuses, vivent long-
tems : & l'on pense bien que les
personnes qui s'embarquent pour
leur santé, en sont nécessairement à
l'abri.

On doit ajouter que la terreur qui

naît de l'appréhenſion du danger,
eſt ſouvent un des principaux
moyens de guériſon. Dans les Maladies on a ſoin de garantir ceux qui
en ſont attaqués de toutes émotions
quelconques : mais les grands changemens que cauſent quelquefois en
un moment des affections ſubites de
l'eſprit, prouvent que ces affections
excitées avec adreſſe & jugement,
peuvent être employées dans de certaines maladies avec beaucoup de ſuccès. Elles produiſent des révolutions
étonnantes, & ſont capables d'éloigner, au moins pour un tems, les af-
fectionsdu corps les plus douloureu-
ſes. On a vû des fiévres intermittentes
& des manies guéries par une peur.
Deux perſonnes attaquées d'une diarrhée obſtinée & invétérée, dont je dé-
ſeſpérois preſque, ont été guéries par
un accident qui leur fit beaucoup de
frayeur,

frayeur, & leur donna une grande inquiétude, après avoir fait nombre de remédes en vain. Quoi qu'il en ſoit, il eſt certain que le changement d'air, le mal-de mer, l'exercice, la crainte du danger, l'amuſement, en faiſant différentes impreſſions ſur l'eſprit, procurent bien-tôt aux Malades un ſoulagement réel, & les ſymptômes ceſſent en grande partie.

On objecte encore contre cette pratique les fatigues auxquelles on eſt expoſé en mer, & que des perſonnes foibles, maladives & délicates, ne peuvent ſupporter ; & c'eſt avec quelque vraiſemblance que ſous ce rapport on a un peu douté de la ſûreté de la navigation en ces cas.

C'eſt ce même préjugé, qui d'abord m'empêchoit d'ordonner la navigation dans certaines circonſtances : & ne regardant que les apparences, je serois resté entiché des mêmes idées, si les essais répétés ne m'avoient pleinement convaincu que les personnes les plus foibles, & incapables même de supporter tout autre exercice, soutiennent très-bien celui-ci, qui leur donne des forces & de l'embonpoint (21). Bien plus, si les Malades s'exposent d'eux-mêmes, & avec précaution, à une fatigue modérée lorsque le tems est un peu orageux; loin de s'en trouver incommodés, ils en retireront bien

---

(21) Navi autem vehi conducit debilibus; si placido navis feratur motu miram alacritatem, perspiratione aucta, solet excitare, famem augere, ingestorum digestionem promovere. Van Swieten, *Comment.* Vol. 1, p. 34. —— Multum enim virium adjicit hæc navigatio [Cymba molli & delicata] & corpora implet. Forest. *Obs.* LIII. Lib. XVI.

au contraire beaucoup de profit. C'est quelquefois dans les plus mauvaises saisons & dans les plus gros tems, où ils se sont trouvés sensiblement mieux.

On ne soupçonne pas moins de danger à la navigation, dans le cas de crachement de sang. On craint que les vomissemens violens, ou l'exercice, ne causent une rupture plus considérable des vaisseaux, n'augmentent conséquemment l'hémorragie & ne rendent la maladie tout-à-coup mortelle.

Mais le plus grand péril dans cette maladie ne provient pas de la simple rupture de peut être quelques petits vaisseaux sanguins, qui souvent se consolident bientôt : le crachement de sang ne dépend même pas toujours de cette cause : & sans entrer dans un plus grand détail , il suffira

de dire qu'on se sert souvent du
vomissement dans des cas pareils,
& dans d'autres hémorragies, avec
beaucoup de succès. De plus, l'expérience ne m'a laissé aucun doute
sur la sûreté de la navigation en ces
circonstances, & sur l'avantage qu'en
retirent les Malades.

On juge encore que la navigation
est peu convenable à cause d'une insalubrité que l'on suppose à l'air en
mer, parce que l'on observe souvent
que les personnes malades en mer,
& réduites dans les états les plus
fâcheux, se rétablissent d'une maniere surprenante, & en fort peu
de tems, lorsqu'elles sont menées
à terre : d'où l'on conclud que l'air
à terre est plus sain, & qu'il est nécessaire pour opérer la cure de ces
maladies.

Il m'a été ordinaire d'observer

pareillement les mêmes effets dans un sens contraire. Des personnes malades à terre se rétablissoient promptement après s'être embarquées. Ce n'est pas purement à l'air naturel qu'on doit attribuer les indispositions ou les maladies en mer, mais à sa corruption. Cela est évident par les moyens qu'on a heureusement employés pour y obvier, & par les machines qu'on a inventées dans ces derniers tems, pour chasser l'air corrompu. Ces inventions ont conservé la santé de nombreux équipages pendant des voyages fort longs. Les Marins, qui sont à bord de nos vaisseaux marchands, sont ordinairement peu sujets aux maladies qui ont coutume d'attaquer ceux qui sont dans de plus grands vaisseaux, & particulierement au scorbut, maladie que l'on guérit aisément partout au moyen des spécifiques communs, d'un air frais & d'une nourriture convenable.

Le scorbut est la principale maladie de ceux qui sont long-tems en mer ; & il est commun de voir les Médecins attribuer cette maladie à ce qu'ils ont vécu long-tems dans une atmosphére remplie de particules salines : & il n'y a pas d'opinion qui ait été reçue plus généralement que celle-là, de croire que le scorbut est causé par le sel marin.

Je pourrois imaginer qu'il y a plusieurs maladies qui sont plûtôt produites par le sel marin que le scorbut ; comme la rigidité des solides, des fiévres, des inflammations, des éruptions de différentes espéces, des boutons ; mais on prescrit souvent dans ces cas l'acide du sel, & l'eau de mer. On sait actuellement, beaucoup plus certainement, que les caufes générales du fcorbut font le mauvais air, la mauvaife nourriture, l'humidité principalement, jointe à la chaleur ou au froid, & le manque de végétaux. Or ces chofes ne font pas particulieres à la mer, ou n'y prévalent pas partout également & conftamment ; elles ne font qu'accidentelles, & on peut aifément y remédier. Dans les camps & dans les garnifons, où fouvent la maladie régne avec toute la malignité poffible, les gens du premier rang, comme auffi fur les vaiffeaux, en font rarement attaqués, ou du moins n'en font que très-peu affectés. Ce qui les en préferve, c'eft qu'ils fe nourriffent mieux, qu'ils font mieux logés, qu'ils ont des vêtemens plus chauds, & qu'ils font moins expofés à toutes les fatigues. *Voyez le Traité du Scorbut de* Lind. G iv

De ce que les arbres ne naiſſent point, ou ne profitent point ſur le bord de la mer, on a conclu que l'air de la mer étoit mal ſain.

Le Lord Bacon, dans ſon Hiſtoire des Vents, a remarqué particuliérement cette maniere dont les arbres ſe penchoient vers le rivage, *maris auras quaſi averſantes*, mais il penſe, & je crois que c'eſt avec raiſon, que le poids de l'air en eſt la cauſe, & non pas aucune mauvaiſe qualité de ce même air. On obſerve la même *cambrure* & le même défaut de croiſſance dans des arbres aſſez éloignés pour être à l'abri des influences de l'air de la mer, & qui ſeroient de belle venue, s'ils étoient dans des endroits abrités. Pour élever des arbres avec ſuccès, on doit avoir moins d'égard au terrain, à l'air, ou à une culture extraordinaire, qu'à un bon abri ſous

lequel ils viendront très-bien partout. De-là la raison pour laquelle
dans nos climats, sujets aux ouragans, on est obligé nécessairement
de planter en pepinieres, en buissons
& en forêts.

Ce n'est point encore une preuve
de l'insalubrité de l'air de la mer,
de ce que les habitans des côtes sont
quelquefois sujets au scorbut, aux
rhumes, à la consomption ou à d'autres maladies.

Quelque vraie que soit cette remarque, il paroît qu'elle n'a lieu
qu'autant que les endroits habités
sont sur un terrain bas & marécageux, où l'air est froid & humide, sujet aux brouillards & à de mauvaises
exhalaisons : ou lorsqu'ils sont situés
dans des places trop exposées aux
vents violents : ce qui détruit en en-
tier les qualités avantageuses de l'air

de la mer. Il eſt auſſi probable que les mêmes habitans font un trop grand uſage en alimens de poiſſon ſalé ou ſeché, & boivent de mauvaiſe eau. Ces cauſes produiront de même, naturellement partout, de pareilles maladies : on les remarquera rarement ſur une côte modérément élevée, ſéche, pleine de roches, expoſée à des vents doux.

Pour prouver le danger des exhalaiſons de la mer, ou une qualité nuiſible dans le ſel marin, qui rend l'air de la mer & ſes eaux, à ce qu'on prétend, inſalubres, on dit que cette malignité ſuppoſée vient de la mer même, qu'on repréſente par cette raiſon comme une ſource continuelle & intariſſable d'exhalaiſons deleteres, & le ſel, comme très-ennemi de notre conſtitution.

Il ſuffit d'être inſtruit en gros de

la maniere de vivre de la plûpart des hommes, pour sçavoir qu'on peut uſer du ſel marin en grande quantité, ſans aucun danger. Le petit peuple qui vit principalement de viandes ſalées, eſt d'une force remarquable, plein de ſanté & très-prolifique. Dans pluſieurs cantons du pays, l'eau eſt ſi ſalée, qu'elle purge les étrangers, cependant le peuple qui en uſe fréquemment, & qui y eſt accoutumé, ſe porte bien & n'eſt ſujet à aucune maladie particuliere qu'on puiſſe attribuer à cette cauſe.

Le ſel, dans l'uſage commun, eſt un des principes ſûr & néceſſaire, qui entre dans beaucoup de compoſitions, ſans qu'on en remarque aucun accident dangereux. C'eſt même ici le lieu de faire une obſervation fort utile pour les valétudinaires, &

pour ceux qui font trop fcrupuleux
en ce qui concerne leur nourriture,
ce qui fouvent eft la caufe, à ce que
j'ai remarqué, fur-tout lorfque ce
font des fujets trop jeunes à qui on
fait prendre l'habitude d'ufer de peu
de nourriture, ce qui, dis-je, eft la
caufe d'une délicateffe finguliere &
qui empêche ces perfonnes de parvé-
nir à un âge un peu avancé. L'expérience montre que ceux qui s'abftien-
nent de pain légérement acide, du
fel dans leur aliment, des acides, des
marinades, & de vin, & qui ne vivent que d'alimens infipides, font
fujets à des indifpofitions continuelles & plus encore au fcorbut, à la
conftipation, aux rhumes, aux rhumatifmes, à plufieurs maladies chroniques & aux obftructions, que ceux
même qui font excès de toutes ces
chofes. Le fel eft le baume du corps,

& c'eft moins à caufe du goût relevé qu'il donne aux alimens, qu'on s'en fert, que pour empêcher le fang & les humeurs de tomber en corruption (22).

Les effets que produit l'air de la mer prouvent beaucoup plus fûrement, s'il eft réellement d'une nature plus infalubre. On obferve que les places voifines de la mer, & bien expofées, font auffi faines qu'elles font agréables & plaifantes , de maniere que la plûpart des endroits les plus célébrés par les Anciens & par les Modernes, pour la falubrité de l'air, font fur les côtes de la mer. Rien ne fait mieux appercevoir la falubrité de cet air de la mer, que les végétaux ,

---

(22) Fred. Hoffman opera, tom. VI. p. 112. *Differt. de falium morboforum generatione in corpore humano.*

qui font ranimés lorfque les vents du
fud qui viennent du côté de la mer,
fouflent avec douceur ; pendant qu'au
contraire, lorfque les mêmes vents
viennent de terre, ils produifent
très-fouvent beaucoup de maladies,
& dans de certains pays, font l'annonce funefte des faifons infalubres
& meurtrieres.

L'obfervation d'Ariftote eft auffi
vraie que commune, que les gens
qui habitent les endroits maréc geux
ont l'air endormi & le vifage pâle,
pendant que ceux qui vivent en mer,
ont de belles couleurs, quoique toujours au milieu des eaux. Et en vérité eft-il poffible de trouver des gens
plus actifs, plus vigoureux, d'une
fanté plus ferme, que les Marins.
Dans tous les cas où il y avoit quelqu'efpérance de guerifon, lorfque j'ai
ordonné la navigation comme reme-

de & que le malade a suivi de point en point mon ordonnance, si la maladie n'a pas été tout-à-fait guérie par ce moyen, du moins les malades sont toujours revenus avec plus de santé, plus de forces, de l'embonpoint & une bonne complexion.

CHAPITRE VII.

La navigation est propre aux maladies communes dans la grande Bretagne.

LES maladies remarquables dans une ville, ou dans une province, tiennent à la constitution générale des habitans, aux changemens de l'air les plus fréquens, qui à leur tour dépendent du terrain & du climat. L'air en Angleterre est généralement froid & humide, le tems est toujours variable, souvent turbulent, & passe d'une extrémité à l'autre. Les suites de cette constitution sont une laxité dans les solides, une circulation languissante & irréguliere des fluides, & un défaut de transpiration des humeurs. Les maladies auxquelles donnent lieu un pareil état des solides, & cette disposition des fluides sont une délicatesse, ou un état valétudinaire, des fluxions, des obstructions dans les glandes, des pléthôres de différentes espéces, des vapeurs dans toutes sortes de degrés, depuis les indispositions nerveuses les plus légeres, jusqu'aux maladies de nerf les plus graves, des consomptions & autres maladies des poumons, des fiévres continues, hectiques, irrégulieres, intermittentes. Nous nous bornerons donc à ces maladies, comme ayant plus de rapport que toute autre à notre sujet.

§. I.

De la délicatesse.

Cette indisposition est un défaut habituel de santé, qui procéde de causes encore inconnues, ou sur lesquelles on n'a pas encore fait de grandes recherches. Cet état est accompagné de maigreur. Ceux qui en sont attaqués, sont fluets, sans néanmoins se plaindre d'ailleurs d'aucune maladie réelle. Les jeunes gens y sont plus sujets que d'autres. On en voit d'autres qui se plaignent continuellement, qui sont sujets aux rhumes, aux maux de dents, à des accès subits de fièvre, à des dévoiemens; & toutes leurs maladies sont assez fortes. Quelques-uns sont pâles & languissans, ils ont l'air phlegmatique, leur peau est blanche & unie, leur chevelure est fine, douce & blonde, leurs dents sont mauvaises; le sang de ces malades est quelquefois d'un beau rouge, aqueux & dissout, d'autres fois il est fort couenneux.

Lorsque je me suis proposé d'esfayer la navigation comme reméde, j'ai toujours eu en vue ces perfonnes fujettes, dès le commencement de leur vie, à une délicateffe conftante, ou à un dépériffement fans aucune caufe fenfible, qui ne céde point aux remédes ordinaires, & qui menace de quelque groffe maladie. Le changement d'air & un exercice fingulier, font capables de produire de grands changemens dans les humeurs, & de renforcir puiffamment toute la machine. On remarque tous les jours que les jeunes enfans, délicats & chétifs qui s'embarquent, deviennent, en deux ou trois ans, épais, forts & en embonpoint.

§. II.

Du Scorbut.

Il y a une efpéce de fcorbut fi univerfelle, qu'il y a peut-être très-peu de personnes qui n'en soient affectées. Cette espéce doit être distinguée du véritable scorbut, qui consiste dans une dissolution du sang, & elle paroît avoir son siége dans la lymphe. C'est une acrimonie, un appauvrissement, ou quelqu'autre vice des fluides les plus déliés. Entre plusieurs maladies qui tirent leur origine de cette impureté des sucs, on peut compter le mal de tête & la colique, deux maux très-obstinés & chroniques, & qui souvent se terminent en jaunisse ou en hydropisie. On ordonne dans ces cas la navigation, aussi bien que dans la lépre, maladie qui est le dernier dégré d'une acrimonie scorbutique, si on en excepte le cancer (23).

---

(23) Aretæus, *de cur. Cephaleæ*. Peregre proficiscatur ægrotus in regiones calidiores ex frigidioribus & in sicciores ex

Dans l'hydropifie, on paroît infifter encore plus particulierement
fur l'ufage de la navigation. » Il eft
» certain, dit le Doct. Towne, que
» dans les principes de l'hydropifie,
» rien ne conduit mieux à la cure,
» que l'exercice & le changement
» d'air, & par-deffus tout, l'exercice
» de la navigation, & l'air de la mer.
» C'eft pourquoi j'exhorte tous ceux

---

humidioribus, confert & navigatio, & in
mari vitæ traductio. —— Alex. Trallian.
lib. x. *De colico affectu ex frigido humore.*
Motus & omnis exercitatio conferunt, five
pedibus five per equum, five etiam navigio
corpus movere velint. ——Tum adhiben-
da longa navigatio. Cœlius. —— Cœlius
Aurelian. Cap. *de aurigine.* Erit præterea,
perfeverante paffione, etiam longa navigatione curanda. —— Aretæus de *curat.*
Elephantis. Vita in aquis diu ducenda eft,
& mare & navigatio conferunt.

» à qui les circonſtances pourront le
» permettre, de quitter les Iſles aux
» premieres approches de cette ma-
» ladie, & de s'en aller paſſer quelque
» tems en Angleterre » (24).

Un Malade attaqué d'hydropiſie,
dont, non-ſeulement le viſage, les
mains & les pieds, mais auſſi le ventre, étoient enflés, fut regardé comme incurable. Il fit ſur mer quelques
milles en batteau, ce qui le fit vomir.
Il prit enſuite de l'exercice, & ſe
tira d'affaire (25).

Si nous faiſons attention à l'exercice qu'on prend en navigeant, à la
révulſion que procure le vomiſſe-

____

(24) *Traité des maladies des Indes Occi-
dentales*, chap. de l'Hydropiſie [en An-
glois]: & de même, Cœlius Aurel. cap.
de Hydrope.

(25) Foreſti *Schol.* ad obſ. XXXII. Lib.
XIX.

ment, & aux évacuations que la mer produit quelquefois, il paroît qu'après la ponction, il n'y a pas de moyens plus propres & plus efficaces, pour prévenir une nouvelle collection d'eau, que la navigation (26).

Quoique ce ne soit point ici le lieu, néanmoins je dirai en passant qu'on a regardé aussi la navigation, comme très-utile dans les maladies des reins (27).

§. III.
Des Vapeurs.

Si l'on suppose que le sang est en

---

(26) Perfecta humoris detractione———ægrotantes præterea navicula exerceri hortamur. Cœlius Aurel. cap. *de Hydrope.*

(27) Dicta vero, inunctio, & vita in mari acta, omnia renum affectibus remedia sunt. Aretæus *de curat. calculorum & ulcerum in renibus.*

trop petite quantité, qu'il est appauvri, & que sa circulation est languissante, surtout dans les vaisseaux les plus éloignés, que cela est capable de produire une oscillation contre-nature dans les solides, ou une disposition de ces mêmes solides aux spasmes, on pourra peut-être se former une idée des causes les plus immédiates d'une maladie qui est sujette à beaucoup de variétés & fort embarrassante.

La passion stomachique des Anciens (*stomachica passio*) ressemble, on ne peut pas plus, à beaucoup d'égards, à cette grande maladie moderne nationale, qu'on appelle vapeurs : les mêmes Anciens regardoient la navigation comme le reméde à ce mal, aussi bien qu'à plusieurs autres incommodités qui accompagnent toujours les affections du genre nerveux

veux, ou qui y ont beaucoup de rapport. Telles font les douleurs d'eſtomach, la fraîcheur & la diſtenſion de ce viſcére, la digeſtion difficile, le manque d'appetit, ou l'appetit dépravé. Ils recommandoient encore la navigation dans les cas où ils jugeoient que l'hellébore étoit propre, principalement dans l'hypochondriaciſme, & ſurtout dans les maladies de nerfs du premier degré, qui ſouvent font la ſuite de la ſenſibilité des nerfs, ou d'une habitude ſcorbutique, & auxquelles une infinité de perſonnes font ſujettes par leur conſtitution ou par les excès auxquels elles ſe font livrées, comme l'épilepſie, l'apoplexie, la paralyſie & les affections maniaques (28).

---

(28) Pour éviter les renvois, je ne ferai que quelques citations qui paroiſſent plus immédiatement tenir au ſujet.

H

Dans certains cas de maladies vaporeuſes, & dans quelques maladies qui y ont rapport, il eſt néceſſaire de faire une révulſion forte

---

Si verò pituita ſtomachus impletur, utilis
navigatio. —— Moleſtius eſt ſi ſtomachus
bile vitioſus eſt. Neceſſaria geſtatio, navigatio, &, ſi fieri poteſt, ex nauſea vomitus. Cels. Lib ιv. cap. 5. —— In parvis
verò navibus & magnis ferri, confert
lepræ & hydropiſi, & apoplexiæ, & fri-
giditati ſtomachi, & ejus inflationi, quoniam cum coram littoribus maris fuerit,
commovebitur ei vomitus deinde quieſcet,
& conferet ſtomacho : ſed navibus ferri
in mare altum, eſt fortius in removendo
ægritudines quas nominavimus : propterea
quod ſecundum animam lætitia & triſtitia
diverſificantur ; & ſecundum membra nu-
trientia, eorum verò exercitium corporis
exercitium eſt ſequens. Avicenna, **Lib.** ι.
ſen. ι. doct. ι. —— Valentiora (geſta-
tionum genera, in alto mari navi,) verò

& durable , ou une révolution dans les humeurs & les esprits : car la cause de ces maladies , même lorsqu'elle affecte les premieres voies , ce qu'on remarque souvent , paroît être hors de prise aux émétiques ordinaires ; ce que je sais, c'est que plusieurs Malades ont eu enfin ces remédes en horreur, à force de les avoir répétés sans aucun autre avantage qu'un soulagement très-court. Le mal de mer peut être soutenu

---

his conveniunt qui gravium morborum initia sic sentiunt, ut adhuc febre vacent, (quod & in tabe, & in stomachi vitiis, & cum aqua cutim subiit, & interdum in morbo regio fit,) aut alii quidam morbi, qualis comitialis, qualis insania est, sine febre, quamvis diù manent. Cels. Lib. 11. cap. 15. —— Quin & terra marique peregrinari, multum juvat. Mead. *monita & præcepta med.* cap. *de insania.*

avec sûreté plusieurs heures de suite, plusieurs jours, des semaines, &c. enfin beaucoup plus long-tems que nous ne pouvons soutenir le vomissement ou la nausée, par les remédes avallés & qui affectent immédiatement l'estomach. C'est pour cette raison que le vomissement, produit par la navigation, a beaucoup plus de succès dans toutes ces maladies, dont les causes sont fixées dans les endroits du corps les plus éloignés.

§ IV.

Des Obstructions dans les Glandes

On peut concevoir par le nombre infini de glandes, de différens ordres, répandues par toute l'habitude du corps, combien cette maladie a d'étendue. Elle est plus remarquable dans les humeurs-froides, qui eſt une maladie plus fréquente qu'on ne le ſoupçonne ordinairement ; car un vice ſcruphuleux régne ſouvent, quoiqu'il n'y ait aucune tumeur viſible, & alors il affecte quelqu'ordre de glandes plus éloigné, ou des parties intérieures, & alors il cauſe pluſieurs maladies qu'il eſt difficile de bien reconnoître. Une tumeur glanduleuſe montre aumoins, lorſqu'elle eſt extérieure, la nature de la maladie interne, qui peut être guérie lorſque cette tumeur vient à ſuppurer. Intérieurement cette maladie a ſon ſiége principal dans le méſentere & dans les poumons, & finit ſouvent par une fiévre hectique & une conſomption pulmonaire.

La délicateſſe, le ſcorbut, les vapeurs & les écrouelles paroiſſent avoir les mêmes cauſes communes :

c'eſt pour cela qu'il eſt ſi ordinaire de voir une même perſonne attaquée de tous ces maux , & de les voir ſouvent ſe ſuccéder les uns aux au-tres. Ainſi une éruption ſcorbuti-que prendra la place de la délica-teſſe ; un ulcére ſcorbutique deſſéché , produira une *herpes* ; une *herpes* , ou autre affection cutanée repouſſée indiſcrétement , finira par des tuber-cules , des tumeurs dans les glandes , des inflammations topiques , une langueur continue , ou des oppreſ-ſions vaporeuſes.

§ V.

Des Fluxions.

Il y a une autre claſſe de maladies à laquelle la Navigation & l'air de la mer ont été regardés comme pro-pres , quoique dans pluſieurs cas de fluxions , ils ne paroitront pas né-

cessaires , parce qu'on connoît d'autres remédes fort efficaces contre ces
maladies. Oribase & Ætius observent
que les places maritimes conviennent
à ceux qui sont attaqués de quelqu'espéce de fluxion que ce soit , sur tout
de celles de nature froide , & encore
à ceux qui sont sujets à des douleurs
nerveuses , à des douleurs dans les
articulations , & lorsque les nerfs
sont affectés par sympathie (29),
parce que l'air de la mer est plus

---

(29) Loca vero maritima hydropicis &
quibus quævis defluxio molesta est accom-
data sunt. —— Sed prosunt etiam omnibus
iis qui nervorum & articulorum doloribus
torquentur. Mediterranea sunt maritimis
frigidiora. Oribas. *Collect. med.* Lib. IX.
cap. II. —— Marinus vero (aer) fluidis
affectionibus , & præsertim frigidioribus,
utilis est , & nervis per consensum affectis.
Ætius, Tetrab. I. Serm. III. cap. 162.

H iv

chaud que celui qui baigne les places fituées dans le milieu des terres.
Celfe ordonne une geftation violente
ou la navigation dans les douleurs
de nerfs ou les rhumatifmes, ce qui
feroit dangereux dans des douleurs
d'une autre efpéce (30).

Sous le nom de fluxion, on peut
comprendre toutes les maladies ap-
pellées rhumes, lorfqu'elles affectent principalement le poumon. Souvent un fimple rhume eft le premier
fondement d'une confomption, &
felon l'Auteur que nous venons de
citer, dans toutes fortes de rhumes,
un long voyage & l'habitation des
lieux voifins de la mer, font très-
efficaces (31).

---

(30) Atque in ipfo potiffimum dolore
utendum vehementi geftatione eft, quod
in aliis doloribus peffimum eft. **Cels. Lib.**
III. cap. 27.

§ VI.

De l'Afthme.

Dans la gelée, ou lorfque le vent vient de l'Eft, beaucoup de gens font attaqués d'afthme auquel fe joint la fiévre, qui procéde d'une conftriction dans les vaiffeaux du poumon, & par conféquent l'inflammation. Dans les tems humides les poumons font remplis d'un phlegme vifcide & tenace qui empêche la libre entrée & fortie de l'air, ce qui caufe une difficulté à refpirer & une toux fatiguante. Il y en a qui ne peuvent refpirer aifément qu'un air libre à la campagne & dans des endroits plus élevés, d'autres fe trouvent mieux de l'air groffier des villes & d'un tems lourd. Plufieurs font mieux

------

(31) Utilis etiam in omni tuffi eft peregrinatio, navigatio longa, loca maritima. *Id.* Lib. iv. cap. 4. fect. 4.

H v

dans l'hyver que dans l'été ; & il arrive souvent que l'asthme est sympathique, & que sa cause est dans l'estomach ou quelqu'intestin.

C'est principalement à cause de la différence de structure dans les vaisseaux du poumon, que différens Asthmatiques demandent un air tout-à-fait opposé, & quelquefois si impropre en apparence. Car ces vaisseaux peuvent être trop rigides ou trop lâches, ou d'une texture trop délicate, & douée d'une trop grande sensibilité. Aussi la dissection des Asthmatiques ne découvre pas toujours un vice sensible dans les poumons : fort souvent il arrive que dans les asthmes les plus violens, on trouve les poumons fort sains à tout égard, & sans la moindre apparence morbifique.

Comme les causes de l'asthme dépendent le plus fréquemment de l'air, & d'une conformation particuliere des parties, il est aisé de comprendre pourquoi ceux qui en font attaqués, ne trouvent aucun soulagement durable, tels remédes qu'ils prennent. C'est pourquoi ils ne peuvent recevoir un soulagement certain que d'un air bien constitué quant à ses propriétés & ses qualités, & c'est à ce reméde qu'ils doivent avoir enfin recours. Rarement on essaye de l'air de la mer. On doit cependant se ressouvenir qu'outre son action qui est augmentée, il est d'une nature doucement résolutive & détergente : on doit ajouter aussi que le mal-de-mer ne servira pas peu.

Cœlius ordonne pour l'asthme, de vivre long-tems en mer ou dans

une place maritime (32). » Un
» Malade attaqué d'un asthme qui
» tendoit à la Consomption , après
» avoir fait beaucoup de remédes en
» vain, alla à Neptunum. Tant qu'il
» y est, & qu'il respire l'air de la
» mer , il est beaucoup plus à son
» aise & se trouve tout-à-fait bien,
» mais s'il quitte cet endroit & qu'il
» s'approche un peu de son pays, son
» asthme le reprend, les autres symp-
» tômes dont il étoit attaqué , sur-
» viennent, & il continue dans cet
» état , jusqu'à ce qu'il ait de nou-
» veau visité la mer (33) ».

---

(32) Utilis denique maritima , & plu-
rima mare tenus conversatio. Cœlius Aurel. cap. *de asthmate.*

(33) Baglivi *de fibra motrice & morbosa,*
cap. 11. cui titulus *de mutando aere in lon-
gis & difficilibus morbis.*

§ VII.

De la Consomption.

On doit distinguer la consomption en plusieurs espéces ; il y en a une qui est produite par des tubercules ou autres tumeurs existantes dans le poumon ; une autre est causée par une ulcération de ce viscére. Les Rhumes pareillement peuvent donner lieu à une troisiéme espéce ; enfin on en voit qui viennent d'un crachement de phlegme salé ou douceâstre. De cette maniere, toute la substance des poumons & de tout le corps est consumée sans ulcération, jusqu'à la derniere particule. On peut appeller cette espéce , consomption pituiteuse, de telle sorte qu'elle subsiste : cette maladie est tôt ou tard mortelle.

Il nous arrive souvent en vérité

d'entendre parler de confomptions
guéries, & de remédes qui ont opéré
ces cures. Les fuccès qu'ont eu quelquefois ces remédes, fi cependant
ils ont contribué à la cure en quelque chofe, ou la maniere dont on
les recommande, font capables d'en
impofer & de faire croire qu'ils font
généralement efficaces : nous voyons
même tous les jours les Malades
difpofés à y donner leur confiance.
Il peut être de quelqu'utilité de dé-
tromper ces Malades, & principalement parce que la confiance que l'on
donne à de certains remédes popu-
laires, donne lieu de négliger des
moyens plus rationels & peut-être
plus efficaces, mais auxquels, il faut
l'avouer, la mode qui autorife les
plus petites chofes, & une pratique
plus délicate, n'ont pas encore donné
un certain affermiffement.

C'eſt ici l'occaſion naturelle de faire quelques remarques de pratique auxquelles on n'a pas toujours aſſez fait d'attention, & qui par cette raiſon pourront jetter plus de jour ſur cette maladie & montrer dans quelles circonſtances on peut le plus ſouvent, & avec le plus de ſuccès, remédier à ces grandes affections, à ces obſtructions & ulcérations de poumons, & par quels moyens.

On remédie ſouvent & heureuſement à cette maladie, lorſqu'elle vient ſubitement & qu'elle ſe maniſeſte par des ſymptômes violens, par la fiévre, l'envie de vomir, une toux violente & un dépériſſement. Ces ſymptômes avertiſſent de bonne heure du danger, & par des méthodes convenables on vient à bout de ſubjuguer la fiévre & de prévenir la fluxion. J'ai quelquefois vu ces symptômes paroître en maniere d'épidémie ; plusieurs Malades en étoient attaqués en mêmes-tems, & menacés de consomption. Des accidens moins graves au commencement auroient jetté les Malades dans une pthisie confirmée. Quelques-uns eurent des crachemens purulens, mais comme ils étoient d'une bonne constitution & que la maladie n'avoit pas duré assez long-tems pour attaquer toute l'habitude du corps, ils rechapperent. Les remédes à employer en ce cas sont les saignées, les vessicatoires, quelquefois les vomitifs, de legers diaphorétiques nitrés, le bain des extrémités, & de doux purgatifs.

On guérit aussi souvent l'ulcére du poumon, lorsqu'il est la suite d'un abcès produit par des causes acciden.

telles, comme la fiévre, les injures de l'air ou quelque tumeur enkistée d'une nature singuliere qui vient à suppurer. Je puis assurer que j'ai vû beaucoup d'exemples pareils : je pense même qu'il y en a peu qui doivent en mourir, pourvû que cette maladie ne soit pas compliquée avec une mauvaise constitution, une disposition à la phtisie, ou une mauvaise conformation des parties. Dans ces cas, la pompe ou la multiplicité des remédes n'a aucune part à la guérison : la nature bien soutenue, & aidée à propos, fera toute seule la besogne. En général, l'usage modéré des balsamiques naturels & le plus convenables, seront bons, aussi bien que le quinquina, si rien ne s'y oppose, & sur-tout vers la fin de la maladie. Ce reméde préviendra la colliquation, donnera des forces à toute la machine, qui eſt alors fort affoiblie, & raffermira le ton des parties affectées, mais une diéte entiérement végétale avec beaucoup de lait, eſt le point cardinal de la cure, & dans quelques cas extraordinaires, c'eſt à cette diéte ſeule que j'ai cru devoir attribuer toute la guériſon du Malade.

Une Dame ſujette habituellement à de petites indiſpoſitions, ſe plaignoit d'une langueur & d'une douleur à l'eſtomach, à peine pouvoit-on découvrir à ſon pouls quelque ſigne de fiévre. On la traita en conſéquence; enfin ſans aucune toux, ſans douleurs, ſans aucun ſentiment de poids ou de mal-aiſe dans la poitrine, ſans aucune difficulté de reſpirer qui pût faire ſoupçonner quelque choſe, il ſe forma un abcès dans le poumon. Elle cracha une grande quantité de matiere verte & très-fétide. Elle étoit si émaciée, qu'elle avoit vraiment l'apparence d'un squelette recouvert d'une peau brune & desséchée. Sa guérison fut d'autant plus remarquable, qu'elle prit très-peu de remédes, la diéte à part ; elle fut pendant très-long-tems qu'il étoit impossible de lui en faire prendre aucun, vû sa grande foiblesse.

Une Dame, après avoir gardé pendant quelques mois une fiévre légére accompagnée de douleurs assez violentes dans l'estomach, d'une grande mobilité des esprits & d'une sensibilité singuliere dans le genre nerveux, eut un abcès au poumon sans avoir été attaquée de toux ou de difficulté à respirer. Pendant plusieurs semaines elle cracha beaucoup de matiere, & outre cela, de la bile toute pure, épaisse, très-amere, & qui lui teignoit la langue, la bouche & les lévres d'un jaune foncé, presque brun. Les crachats continuoient ensuite pendant fort long-tems en plus ou moins grande quantité. On fit peu d'état dans ces circonstances des remédes appellés communément béchiques : on insista principalement sur ceux qui étoient capables de dompter la fiévre, & ils réussirent. Sa diéte étoit du lait de beurre.

Il est très-difficile de découvrir qu'il se forme du pus dans les poumons, lorsqu'il n'y a pas de signes plus démonstratifs que les poumons sont affectés. Les dissections des cadavres montrent que plusieurs en meurent, faute d'en connoître la cause. La maladie des deux personnes qui font le sujet des observations précédentes, étoit principalement nerveuse, & elle affectoit sur-tout l'estomach, & quelquefois on ne peut découvrir le mal caché que par des circonstances semblables. L'obstruction ou la corruption de quelques viscéres, & principalement du poumon, montrent souvent des apparences de cette espéce. Les maladies des nerfs menent souvent à la consomption. J'ai quelquefois vu dans le premier dégré de cette maladie, un engourdissement, & presqu'une entiere résolution de toutes les extrémités. On verra par une observation que je donnerai plus bas, qu'on peut la trouver accompagnée d'un hocquet fort fatiguant. Je l'ai vue une fois précédée d'une simple manie, & une autre fois, d'une faim canine si forte, que le Malade tomba dans le délire.

Une chose à laquelle on doit prendre garde , c'est si le pus a été en-
fermé dans un kiste , lorsqu'il est la
suite d'une extravasation dans les interstices cellulaires des poumons ; en
s'étendant & se corrompant, les parties s'enflamment bientôt, & la suppuration se fait promptement ; mais
lorsque l'humeur est renfermée dans
une poche , elle n'affecte les poumons que par sa pression ; & comme
elle ne cause point d'irritation étant
renfermée dans une membrane insensible , elle peut rester cachée
long-tems avant que de causer de la
douleur & de produire une inflammation dans les parties. Nous voyons
même quelquefois qu'elle ne cause
aucun trouble dans les parties voisines. La cure ne peut être parfaite,
que lorsque la poche est entierement dissoute , ou a été crachée par

morceaux pendant le cours de la maladie. La plus petite portion qui ref-
teroit, feroit un corps étranger,
qui comme les fubftances dures
qu'on met dans un cautere, ou les
tentes dont on fe fert indifcrete-
ment, produiroit plus ou moins d'irritation & donneroit lieu à une fluxion, ce qui empêcheroit la réunion
des parties. Les baumes ou autres
remédes détergens & ftimulans font
de peu d'ufage dans ce cas, s'ils ne
font pas même dangereux; car ils
ne peuvent affecter les parties auxquelles le kifte adhére; & par leur
acrimonie, lorfqu'on en continue
l'ufage un peu long-tems, ils excitent l'inflammation & provoquent
la toux. En perfévérant dans l'ufage
d'une diéte convenable, les parties
font entretenues dans un état fouple.
L'exercice & les vomiffemens répé-

tés aideront la séparation de la poche, dont quelquefois les Malades
rejettent des morceaux en vomissant.
D'un autre côté, on soutient par les
autres moyens indiqués l'état général de la santé, jusqu'à ce que toutes les causes de la maladie soient
emportées, & que les parties soient
rétablies.

Je vais rapporter ici deux ou trois
observations, qui, contenant quelques particularités, donneront lieu
à d'autres remarques. Pendant la
plus forte gelée en 1739, un Monsieur eut un abcès après une pleurésie & un inflammation des poumons.
Il cracha une grande quantité de matiere pendant plusieurs jours, & devint entiérement œdémateux. Malgré la dureté de la saison qui fut
longue, il se rétablit pendant l'été
suivant.

Pour

Pour faciliter l'expectoration d'une matiere si abondante, je le faisois coucher à différentes reprises, lorsqu'il y avoit une certaine collection de matiere, dans une position horisontale, de maniere que sa tête fût même, autant qu'il étoit possible, plus basse que le reste du corps, par ce moyen il crachoit beaucoup en peu de tems, & étoit quitte pendant quelques heures de la violence de la toux (34). Les vessicatoires ap-

------

(34) Dans les rhumes violens, profonds, ou dont le siége est à l'extrémité des bronches, & qui sont suivis d'expectorations abondantes, on ne sauroit croire à quel point la situation propre du corps, situation à laquelle on fait peu d'attention dans la pratique, soulage le Malade. Comme la matiere irritante est logée dans les parties les plus profondes du poumon, ce ne peut être que par les efforts réitérés que produit la

posés au bas de la jambe, & de douces purgations, empêcherent que les eaux du corps ne se portassent toutes sur les poumons.

---

toux, qu'on vient à bout de la chasser parce qu'alors ce ne peut pas être la rapidité de l'air qui sort du poumon, qui emporte les crachats, comme il arrive lorsque le siége d'un rhume est dans la trachée-artere, à sa premiere bifurcation ou à son embouchure. Dans le cas dont nous parlons, la matiere ne peut sortir que par une forte expression des poumons. Il y a plusieurs années que je fus attaqué d'un rhume de cette espéce : j'étois tourmenté d'une toux continuelle, & ce n'étoit que rarement que je pouvois arracher de ma poitrine quelques crachats, d'ailleurs bien cuits. Enfin fatigué de cette toux importune & d'un râle que j'avois sur la fin de chaque expiration, comme je pensois aux moyens que je pourrois employer pour en diminuer la fréquence, je m'imaginai que la matiere de l'expectoration étant logée vers la base du poumon, il lui

Lorsque la matiere séjourne long-
tems dans les poumons, elle les dis-
tend, cause une oppression, acquiert une mauvaise qualité, & cor-

---

étoit difficile de sortir, tel effort que je
pusse faire, tant que j'étois debout; il falloit donc lui donner le moyen de couler
naturellement vers la trachée, afin que
l'air, en sortant rapidement dans l'action
de la toux, pût l'entrainer. Pour satisfaire à
cette intention, je me couchai sur le dos, un
peu de côté, & j'eus soin que ma tête fût
plus basse que mon corps d'environ six à huit
pouces. Je n'eus pas resté une demi-heure en
cette position, que chaque accès de toux
amenoit un crachat : & au bout d'une autre
demi-heure, je me sentis la poitrine tout-à-
fait dégagée. Je me levai alors, & je fus plus
de deux ou trois heures sans tousser que
légérement. Lorsque la fréquence de la
toux m'eut indiqué la preuve d'une nouvelle quantité de matieres, je pris la même
situation que devant, avec un pareil succès;
& de cette maniere, en six ou sept jours,

rompt de plus en plus les parties. Un certain degré de toux eſt néceſ-ſaire pour la faire ſortir, mais lorſ-que la toux eſt continuelle, elle tour-

---

je fus preſque tout-à-fait quitte de ma toux & de mon rhume.

Je remarquai encore dans cette maladie, qu'au ſortir de mes repas, j'expectorois très-aiſément : parce qu'alors l'eſtomach étant plein, le poumon étoit expoſé à une plus forte expreſſion à chaque accès de toux. Au contraire, à meſure que la digeſ-tion ſe faiſoit, & que l'eſtomach ſe vui-doit, l'expectoration devenoit de plus en plus difficile, & c'étoit alors que pour cra-cher avec facilité, j'étois obligé de me cou-cher comme je viens de le dire.

Si je ne m'étois pas aviſé de cette poſi-tion, mon rhume auroit ſûrement été plus long & même auroit pû avoir des ſuites fâcheuſes, d'autant plus que rien n'affecte tant les poumons qu'une toux forte & fréquente, qui eſt capable de les enflam-

mente, échauffe & épuise le Malade : elle le réduit à la plus grande foiblesse, & lui ôte même les forces néceſſaires pour touſſer. Les opiates adouciſſent bien la toux pour un certain tems, mais la matiere ne ſortant pas, ils ſont nuiſibles de cette maniere. Dans ces circonſtances on eſt fort embarraſſé. Les anodins, comme le ſyrop diacode, donnés fréquemment, & en quan-

---

mer de plus en plus, & d'y cauſer par conſéquent une ſuppuration plus abondante, outre qu'elle détermine les humeurs à s'y porter en plus grande quantité.

Cette attention à la poſition du corps dans des rhumes violens, & même dans des péripneumonies où l'expectoration eſt abondante, & encore dans les aſthmes humoraux, ne m'a pas réuſſi à moi ſeul. Je l'ai ordonnée à beaucoup de Malades qui s'en ſont tout auſſi-bien trouvés que moi.

tité, calment la toux fans la fup-
primer , comme le pourroient faire
de fortes dofes d'opium. L'expédient
que je viens de mentionner , eft fuivi
de beaucoup de fuccès en beaucoup
d'occafions : mais il faut l'employer
avec précaution , car quelquefois la
matiere coule fi abondamment , que
les Malades en font prefque fuffo-
qués.

Une perfonne d'une conftitution
fort délicate , gagna un rhume qui
dura long-tems , & la fit dépérir journellement , la foibleffe l'obligea enfin de garder le lit. Elle étoit extrêmement maigre , attaquée d'une fiévre continue , de fueurs colliquatives , & avoit tout l'air d'un Malade
au fuprême dégré d'hectifie. Ces
fymptômes & le peu de matiere
qu'elle expectoroit , me firent foupçonner un abcès. Je la fis vomir pour

en hâter la rupture. Cette pratique est sans contredit accompagnée de danger ; mais la vie du Malade dépend d'une rupture prompte, & dans ce cas-ci, elle se fit un ou deux jours après. Le Malade guérit avec peu de remédes, mais convenables.

Mademoiselle L....... âgée de dix ans, après une fiévre continue, eut une suppuration par les poumons, accompagnée d'une distorsion assez considérable des côtes. La violence de la douleur la faisoit toujours pencher d'un côté, ce qui produisoit une difformité de l'épine, & faisoit craindre pour sa taille. On obvia dans le tems à ces accidens par une méthode propre, & la maladie des poumons se guérit pareillement, mais sans aucuns remédes, car la Malade s'obstina à n'en point prendre.

C'est sans doute dans ces cas que

I iv

l'on dit avoir guéri ou vu guérir des
confomptions; plufieurs perfonnes
ont vuidé de plus petits abcès de
tems en tems pendant plufieurs années. Mais on doit faire une grande
diftinction ici : Ce n'eft pas là cette
confomption qui eft la plus fréquente
& qui eft fi fatale. On prend pour
confomption beaucoup de maladies
qui en ont l'apparence , mais qui
n'en font pas de véritables. Quoique
dans ces abcès au poumon l'iffue en
foit fouvent heureufe , néanmoins
nous ne devons pas nous flatter d'un
égal fuccès, lorfque la confomption
dépend d'un nombre de tumeurs
glanduleufes, qui tirent leurs caufes
d'une conftitution originelle, qui fe
forment peu à peu , & s'ulcérent enfuite. Il eft rare que l'on cherche du
fecours contre cette maladie, avant
qu'elle fe foit enracinée profondé-

ment, que l'habitude du corps n'ait dégénéré, & que les obftruƈtions foient invincibles. Alors les circonftances qui auroient pû être favorables, font entiérement perdues.

On juge que la plus grande partie des confomptions, font des maladies d'une efpéce fcrophuleufe ; ce jugement, en donnant une raifon de la grande obftination de la maladie, à caufe de fa nature, fournit en même-tems quelques indications pour la cure. On voit auffi par-là combien plufieurs remédes fi fort vantés, & fur lefquels malheureufement on compte trop, font peu propres, & ont peu de vertu. .

La pratique nous fait voir dans ces deux maladies une grande variété & une analogie évidente. On remarque de grandes différences dans les écrouelles, felon que les tumeurs font plus ou moins bénignes, & accompagnées de plus ou moins d'inflammation. Il y en a qui font si bénignes, qu'elles fe réfolvent aifément, ou que venant à fuppurer, elles produifent un pus louable, & enfuite fe guériffent promptement. D'autres font moins favorables, & ce n'eft qu'avec peine qu'elles cédent aux remédes. Enfin il y en a dont on ne peut venir à bout. De la même maniere dans une confomption, nous voyons des fuppurations légeres du poumon qui furviennent de tems à autres, & qui fe guériffent avec très-peu de peine ; dans les intervalles même, il paroît que le Malade eft guéri & quelquefois il l'eft auffi : de forte que dans toutes les confomptions véritablement glanduleufes, il y a des exemples de guérifon. Mais fi l'habitude du corps dégénére , & que d'autres caufes fe joignent aux premieres , d'autres glandes deviennent affectées en plus grand nombre, & les parties qui ont été guéries reftent calleufes , s'obftruent & fuppurent de nouveau , & à la fin la maladie devient mortelle. Quelquefois les glandes obftruées , comme dans les écrouelles d'une mauvaife efpéce, font tout-à-fait fchirreufes , & prefque cancereufes. Alors, ou elles ne fuppureront peut-être jamais , ou fi elles viennent à s'ouvrir, ce ne fera que pour donner une matiere d'une mauvaife nature, ou un pus fanieux ; cette fanie caufe alors une confomption maligne par érofion , & qui fe communique aifément. J'ai vu des exemples fâcheux de perfonnes qui ont été ainfi attaquées de cette maladie, par maniere d'infection.

I vj

Dans cette espéce d'obstruction des poumons, j'ai d'abord, selon l'opinion de quelques-uns, essayé le calomel en maniere d'alterant. Les effets de ce reméde furent tels qu'ils ne m'encouragerent pas à l'essayer davantage. Lorsque le mercure crud est venu à être mieux connu & plus usité, ce reméde promit d'être plus sûr & plus efficace : & en effet il le sera, lorsqu'on l'administrera dans un tems convenable.

Un Monsieur s'étant exposé au froid, contracta dans le printems une toux fréquente, séche & violente, accompagnée d'une fiévre continue, de sueurs nocturnes, d'un dépérissement considérable, enfin il devint hâve, lui qui auparavant étoit en embonpoint & potelé. Tout ce qu'on lui donna dans ce tems pour sa toux, le soulagea fort peu. Il prit

dans l'été le petit-lait de chévre, &
comme la fiévre étoit alors paſſée,
on lui permit de boire trois ou quatre fois par jour un verre de vin leger. Ces remédes lui firent reprendre un peu d'embonpoint, de la
force, & il paroiſſoit ſe mieux porter. A meſure que l'année avança,
il commença auſſi à retomber ; &
comme l'hyver qui approchoit rendoit le danger évident, d'autant qu'il
étoit toujours très-fort tourmenté
de ſa toux, il prit des pilules de mercure. Elles opérerent beaucoup plus
vivement que je ne m'y attendois :
car au bout de quelques jours la
bouche devint malade. Néanmoins
la toux ſe diſſipa, & il reprit bientôt ſes forces & ſa ſanté. L'année
ſuivante, comme la toux & les mêmes ſymptômes reparurent, quoique plus foiblement, comme cepen-

dant il y avoit toujours lieu d'appréhender quelque mauvais événement, il prit les mêmes pilules avec plus de précaution, & avec un pareil succès. Depuis ce tems, il n'a plus eu de retour de sa maladie.

Une jeune Dame fut attaquée pendant l'automne d'une toux séche & d'un hoquet qui, à force de la tourmenter alternativement & constamment, l'épuiserent à la fin. Elle avoit de plus une douleur de côté accompagnée d'une fiévre lente, de soif ; sa langue étoit chargée : elle avoit des sueurs nocturnes, son appétit & ses forces étoient perdus, & elle paroissoit menacée de la diarrhée. Elle étoit devenue en peu de tems fort grosse & forte, elle étoit presqu'au dernier point de sa croissance. Plusieurs de ses parens étoient morts de consomption à peu près

vers le même âge. De petites faignées, des cauteres, le cinabre, le
mufc & enfuite une pilule mercu-
rielle tous les foirs, la rétablirent,
& il y a long-tems qu'elle a paffé
cet âge dangereux. Je pourrois apporter beaucoup d'exemples femblables d'obftructions aux poumons qui
ont été guéries par une pareille méthode.

Mais lorfque les obftructions ne
peuvent fe réfoudre, & que les poumons deviennent ulcérés, alors
cure eft fort incertaine & fe fait
rarement. Dans ce cas on a employé
toutes les reffources de la Médecine,
& fes effets ont été vains. J'ai employé avec fi peu de fuccès tous les
remédes ufités, qu'il y a déja long-
tems que je n'y ai plus guères de
confiance. Je n'ai pas été plus fatisfait de quelques autres moyens fpé-

cieux, que j'ai mis en usage : ce qui montre la grande différence de cette ulcére-ci d'avec celui dont on a fait mention ci-dessus, & qu'on guérit souvent par des moyens tout simples & fort peu de remédes. Ce n'est pas même comme on dit, au mouvement continuel de la partie, mais à la mauvaise disposition des ulcéres, eux-mêmes, qu'il faut rapporter l'impossibilité de produire la réunion des parties du poumon ainsi ulcé-res (35).

---

(35) Si ce n'étoit que le seul mouvement de la partie, comme on le dit, qui s'opposât à la guérison & à la cicatrice de l'ulcére, supposé que le poumon ne fût ulcéré qu'en un de ses lobes, on pourroit remédier à cet obstacle, par une opération pareille à celle qu'on fait dans le cas de l'empyeme. On feroit une ouverture à la

Il y a tant de contrindications dans la confomption, qu'il n'y a pas de maladies où on foit plus embarraffé, & où on trouve de plus grandes difficultés. Les opiates calment la toux, mais outre le mal qu'elles font en arrêtant la fortie du pus âcre, & en caufant par conféquent une

poitrine du côté où eft la maladie. On fait que fitôt que l'air eft introduit dans une des cavités de la poitrine où font logés les poumons, le lobe de ce côté s'affaiffe fur le champ, & n'a plus de jeu : l'autre lobe alors fait feul l'office de la refpiration. On entretiendroit cette communication de l'air extérieur avec la cavité de la poitrine où gît la maladie, jufqu'à ce que la nature, aidée par des remédes internes, eût pu procurer la cicatrice de l'ulcére, ce qui ne feroit pas fort long, fuppofé toujours que le vice fût local & non habituel, ou répandu par toute l'habitude du corps.

infarction plus grande, elles affoi-
bliffent prodigieufement, elles dé-
truifent l'appétit, produifent la conftipation, la chaleur & l'inflammation.
Ainfi la plûpart du tems le foulagement inftantané qu'elles procurent eft
dangereux. Les Malades qui n'en
prennent point, vivent auffi long-tems
& auffi tranquillement que ceux qui
en ufent. Je n'entens pas parler ici
de ces toux, ou de ces confomptions
qui viennent d'un catharre ou d'une
érofion. La fiévre indique l'ufage du
quinquina, mais ce reméde augmente l'obftruction, & fi on arrête
les fueurs, la toux devient plus violente, le dévoiement fe met de la
partie, ou le Malade devient enflé.
Les remédes defficatifs arrêtent l'expectoration & augmentent la fiévre
& le marafme. La fiévre & cet amai-
griffement demandent les humec-

rans, qui rendent les ulcéres plus sordides & augmentent la colliquation. Chaque dégré de cette maladie, chaque symptôme paroissent demander une méthode différente & des remédes différens. Quel reméde simple, ou quelle combinaison de remédes sont en état de satisfaire à toutes les indications que présente cette maladie ? Comme on voit sur un même arbre des fruits dont les uns sont verts, d'autres colorés, d'autres tout-à-fait mûrs, de même les poumons sont remplis dans cette maladie d'une infinité de glandes qui sont de dégrés différens ; les unes sont dans un état de crudité : il y en a d'enflammées ; on en trouve qui sont en suppuration; d'autres sont ulcérées. Ensuite la fiévre que ces maux excitent, est elle-même compliquée, tantôt inflammatoire, tantôt hectique & tantôt putride.

Lorsqu'on est simplement menacé de consomption, peut-être même lorsqu'elle commence à paroître & aussi dans la convalescence, l'exercice du cheval est sans contredit d'un grand usage : mais dans beaucoup d'occasions il est contrindiqué, & les Malades ne peuvent pas toujours le soutenir. La peine que j'ai souvent observé que faisoit cet exercice aux Malades, & le peu de soulagement qu'ils en retiroient, m'a fait souhaiter de bonne heure d'y pouvoir substituer une autre gestation en général plus sûre, plus commode & plus efficace. J'ai si souvent remarqué que l'exercice du cheval ne servoit à rien en ces cas, que j'en ai assez pour être convaincu qu'il ne mérite pas la haute opinion qu'on en a conçue, ni les assurances qu'on a données de ses succès. Je sais bien

que quelques perfonnes, par hafard, s'en font trouvées on ne peut
mieux; mais on ne doit pas efti-
mer généralement une chofe par
quelques exemples qu'on a de fes
avantages. Si c'eft réellement un
fpécifique, comme on l'affure, pourquoi meurt il tant de perfonnes,
même après en avoir fait ufage?
Il y a très-peu de Malades, je crois,
qui périffent de confomption faute
d'avoir pris cet exercice qu'on a
exalté fi haut.

On feroit prefque tenté de croire
par les éloges qu'on a donnés dans
tous les tems au lait, & par la conftance avec laquelle on en prefcrit l'u-
fage, que c'eft un reméde fouverain,
& qui feul fuffit pour opérer la cure
de la confomption. Lorfqu'il n'y a
point de fiévre ou de mal de tête,
& que l'eftomach eft capable de bien

le digérer, il eſt certain que c'eſt une excellente nourriture & pareillement un reméde, ſur-tout pour ces tempéramens délicats qui ſont menacés de conſomption, & pendant la convaleſcence qui vient à la ſuite de certaines maladies. Dans les premiers tems, on ordonnoit de boire par jour quelques quartes de lait : lorſqu'on en prend une certaine quantité, quelques Malades ne peuvent en ſoutenir l'uſage. J'ai ſouvent obſervé que lorſqu'on n'en prend qu'une quantité modérée, il aggrave les ſymptômes, ou en produit de nouveaux. Enfin à l'exception du lait de beurre, je n'ai jamais remarqué que dans une vraie phtiſie, il fût ſuivi d'un grand ſuccès.

J'ai dit que j'avois obſervé de légeres ſuppurations des poumons de tems en tems, ſe guérir avec peu de remédes & très-facilement, il n'y avoit que peu ou même point de fiévre, excepté pendant les fuppurations. La matiere étoit bien conditionnée, quelquefois fanguinolente & uniforme. Les ulcéres, s'il y en avoit plus d'un, étoient fans doute petits & en petit nombre. Ces fymptômes paroiffent approcher de la nature des abcès ordinaires, & les glandes morbifiques fe tournent en pus comme un fimple phlegmon. Les baumes déterfifs font utiles en ce cas; mais lorfque les tumeurs ont été d'une efpéce fcrophuleufe, & plus endurcie, comme je le fuppofe, & qu'il y a beaucoup de chaleur, que le Malade fent un picotement dans la partie affectée, & que la maladie tire à l'hectifie, alors ces remédes, à ce que j'ai remarqué, n'ont aucun effet, ou quelquefois ils font mal. A la vérité la matiere n'eſt peut-être pas ſi abondante , mais elle devient plus déliée & moins digérée : la poitrine eſt plus ſerrée, la reſpiration plus gênée & les Malades ne ſont pas toujours en état de ſoutenir la ſaignée. Or comme les poumons ſont pleins de glandes qui ſont à des dégrés différens , les balſamiques que l'on ordonne dans l'intention de nettoyer & de digérer , peuvent par leur chaleur augmenter la fiévre , & diſpoſer à la ſuppuration celles qui ſont encore dans un état de crudité ou ſeulement enflammées , & qui pourroient encore ſe réſoudre , ce à quoi il faut travailler de toutes ſes forces , pendant qu'on tâche de déterger celles qui ſont déja ulcérées , afin d'empêcher une plus grande purulence , & par conſéquent un plus haut dégré

de

de consomption. Le grand nombre de phtisiques qui meurent après avoir fait usage de toutes sortes de balsamiques, nous font une preuve bien mortifiante, qu'on ne doit point compter sur les remédes de cet espéce.

Dans les cas où la suppuration est accompagnée d'accidens moins graves, on peut aussi faire prendre au Malade du quinquina en petite quantité, parce que ce reméde conserve l'appétit & le ton de l'estomach, qu'il renforcit toute l'habitude du corps, & aide à consolider les parties affectées : au moins j'ai remarqué qu'il ne faisoit point de mal ; moins il y a de fiévres & plus il est sûr d'employer ce reméde, si dangereux dans d'autres circonstances.

Dans les consomptions froides, soit glandulaires soit pituiteuses, on

K

défend de faigner. Cependant lorfque l'inflammation eft confidérable,
que le fang eft couenneux & que le
pouls eft fort plein , non feulement
la faignée abat en général l'inflammation & en particulier celle des parties affectées , mais encore en donnant lieu à un fluide échauffé & gâté
de fortir , elle fait place à de nouveaux fucs, frais & falutaires. J'ai remarqué qu'elle convenoit auffi très-
bien lorfque le pouls étoit bon, quoiqu'il n'y eût point en général de difpofition inflammatoire , ni de fiévre qui
femblât le requérir ; car ici , comme
dans tous les ulcéres , les bords étant
toujours plus ou moins tuméfiés , fi
on ne cherche pas à diminuer cette
tuméfaction , foit par le moyen de
la faignée ou autres méthodes propres & convenables (36) , ils reftent

____

(36) Un de mes amis, fort au fait,

long-tems en cet état, deviennent calleux, ce qui empêche la cicatrice de se faire, & attirent bien plus promptement une phtisie incurable. Cependant lorsque le tempérament est bon du reste, ces ulcéres peuvent sans attaquer beaucoup la santé, ou devenir fatals, subsister dans les poumons toute la vie, & y faire l'office d'un cautere. Il est même probable que la nature toujours attentive à conserver les individus, peut quelquefois de cette maniere rejetter au dehors quelques humeurs nuisibles, qui autrement attaqueroient les principes de la vie, comme elle le fait aux moyens d'ulcéres qui s'ouvrent dans d'autres parties. On a plusieurs observations

------

pense que l'usage du mercure dans cette intention, est sûr, & peut quelquefois être efficace.

K ij

de personnes qui ont ainsi vécu beaucoup d'années en consomption sans autre accident. Je crois que ce seroit en vain, & peut-être même mal-à-propos qu'on chercheroit à guérir de tels sujets.

Le pouls & le sang étant dans les conditions que je viens de dire, la saignée est encore plus avantageuse dans le cas des tubercules, & elle sert notablement à résoudre les glandes obstruées lorsqu'elles sont enflammées & qu'elles tendent à suppurer promptement. Ce ne sera pas, je crois, le plus grand nombre de Malades que l'on trouvera propres à subir cette opération; mais toutes les circonstances étant bien pesées, on pourra l'employer en beaucoup d'occasions, pourvû que ce soit avec prudence & précaution. Je ne me borne même pas à la regarder comme un simple palliatif : elle fera beaucoup de bien & point de mal. Si après l'avoir mise en usage, le pouls devient plus vif, plus serré & plus délié, comme il est ordinairement dans la consomption, ou si le sang est dissout, il ne faut point espérer de succès par ce moyen. Si même on s'opiniâtroit à s'en servir, le danger augmenteroit, parce que la saignée épuiseroit trop le Malade, & le disposeroit encore plus à la colliquation. Les phtisiques en général n'ont pas trop de sang, c'est pourquoi il faut leur en tirer peu à la fois : & même dans de certains tems où les forces & les esprits ne semblent pas encore tombés, chaque goutte de ce fluide vital est précieuse, & la perte en est irréparable. La puissance assimilative est foible, & peut-être ne reste-t-il qu'autant de fang qu'il en faut pour entretenir une foible circulation. Dans de pareilles circonftances une faignée confeillée dans la vue de foulager le Malade a produit un froid fubit, une dé-preffion & une foibleffe dont le Malade n'a pû revenir. J'ai fouvent été témoin que la mort étoit la fatale conféquence d'une pareille opéra-tion, lorfque le fang eft en fi petite quantité.

Il n'y a pas de remédes fimples, entre ceux que l'on confeille ordi-nairement, qui foient plus utiles que les cauteres ; mais ils font mieux indiqués encore au commencement d'une confomption. Quoique dans ce dégré la pratique foit moins en état d'en montrer les bons effets, néanmoins la raifon plaide pour leur ufage. Ces remédes diminuent l'im-pulfion à laquelle font fujettes les parties affectées, qui, sans cette précaution suppureroient plutôt ; & c'est justement cette suppuration qu'il faut tâcher de prévenir. Lorsqu'on ne pourra pas mettre les saignées en usage avec sûreté, ils contribueront à diminuer peu-à-peu la quantité des humeurs, sans diminuer les forces. Ils sont fort efficaces dans les fluxions, sur-tout qui se portent à la tête, sur les dents & sur la poitrine, & qui ont quelque rapport avec la consomption : en effet ces rhumes sont fréquemment la cause de la consomption, & souvent l'on voit des personnes attaquées alternativement de toux & de fluxions sur les dents. Quelques Malades, après s'être fait ouvrir un cautere, ont pris de l'embonpoint. Je souhaite que l'observation prouve qu'ils sont bons dans des dégrés plus avancés de cette maladie : je parle toujours eu égard à l'événement. A moins que le corps ne foit trop émacié, ils ne feront aucun mal, & produiront au contraire de bons effets, parce qu'ils pourront tirer une portion des humeurs putrides & par conféquent diminuer la fiévre & fes fuites, nous ne devons pas néanmoins nous attendre à les voir fuivis des effets qu'on en annonce ; & en vérité je ne les ai point non plus obfervés. Quelques circonftances peuvent auffi, certaines fois, les rendre plus néceffaires (37). Les cauteres

____

(37) M. Gilchrift n'auroit-il pas dû infifter notamment fur l'ufage des cauteres actuels, lui fur-tout qui paroît affez porté pour la Médecine des Anciens. Il eft vrai que la propofition n'auroit pas été du goût de la Médecine moderne, qui, à force de bannir les remédes auxquels on a donné le

faits par le moyen des veſſicatoires,
réuſſiſſent mieux chez ceux qui ſont
d'un tempérament froid. Mais lorſqu'il y a de la fiévre & de l'inflam-

---

nom de *cruels*, n'eſt preſque plus qu'un
art de conſolation dans les maladies chroniques.

On m'appella , il y a long-tems , pour
un Malade que je trouvai dans le dernier
dégré d'hectiſie. Il avoit la face véritablement hippocratique , ſa foibleſſe extrême
l'empêchoit de ſe tourner dans ſon lit, ſon
pouls étoit petit , vif & hectique. Une humeur extrêmement âcre & corroſive lui
diſtilloit inceſſamment de la partie poſté-
rieure du nez , dans la gorge , ce qui le
faiſoit touſſer à tout moment , & lui rendoit la voix extrêmement rauque. Cette
matiere étant claire & ſubtile , il n'en pouvoit expectorer que peu à la fois , ce qui
augmentoit encore les efforts & la fréquence de la toux Toute la gorge étoit comme
brûlée & ulcérée par la diſtillation continuelle de cette humeur. Depuis nombre de

mation, ils mettent tout en défordre & alimentent la fiévre. Les cauteres pour lefquels on fe fert d'un
pois font commodes & quelquefois

---

jours il n'avoit pû fermer l'œil. Je vis bien
que pour foulager le Malade au moins, s'il
n'étoit pas poffible de le guérir, je vis bien,
dis-je, qu'il étoit néceffaire de faire une
puiffante révulfion pour détourner le cours
de cette humeur qui étoit alors la caufe des
fymptômes les plus preffants : mais je n'a-
vois dans ce tems que dix-fept ou dix-huit
ans, & cette jeuneffe me lioit les mains.
Je me contentai donc de prefcrire des remédes internes calmans, rafraîchiffans, &
une diette incraffante, des gargarifmes
de même nature ; & à l'extérieur, l'application d'une large emplâtre vefficatoire à la
nuque. La nuit qui fuivit l'application de
ce vefficatoire, le Malade touffa beaucoup
moins & dormit un peu : le lendemain il
étoit mieux. Mais bientôt la playe que l'emplâtre avoit faite fe defféchant, la défluxion
devint plus violente que jamais, & le Ma-

un feton placé au côté a donné beaucoup de foulagement au Malade ,
fur-tout lorfque la douleur & un
poids dans cette partie l'indiquoient
comme l'endroit le plus propre à
ménager un iffue qui mettoit fin à
ces accidens.

L'ufage continué & commencé
de bonne heure du lait de beurre ,
plus ou moins furet, felon les circonftances , fera fort efficace pour
alléger les fymptômes , la fiévre , la
foif, les fueurs , le dévoiement ; il

lade mourut au bout de quelques jours.
C'étoit bien là le cas de fuivre la méthode
prefcrite par les Anciens & de faire appliquer un ou plufieurs cauteres actuels. Je ne
doute pas même par le petit fuccès du vefficatoire, qu'ils n'euffent réuffi. Mais le
moyen à un jeune Médecin de prefcrire un
pareil reméde ! Un barbon ne l'auroit peut-
être pas voulu prendre fur lui.

K vj

préviendra l'accablement des Malades , & leur rendra la vie plus fuppor-
table. Rarement il manque , il eft affez nourriffant, il ne pefe point fur
l'eftomach , il peut fervir de nourriture & de boiffon , & défaltere bien
les Malades. Il s'oppofe auffi à la
nature putride & inflammatoire de
la maladie : & comme la violence
de la toux dépend beaucoup du dégré de la fiévre , comme il diminue celle-ci , il calme en même-
tems l'autre. Lorfqu'il y a même peu
ou point de fiévre , on préfére cette
boiffon : j'aimerois mieux d'ailleurs
permettre au Malade un peu de vin
pour le foutenir , que de lui permettre la moindre quantité de nourriture
animale, qui à ce qu'on croit , mais
fauffement , eft plus fortifiante &
plus nourriffante.

La faignée , les cauteres , un ufage

prudent de mercure crud & des baumes naturels, accommodés au dégré & à l'efpéce de la maladie, la diéte & les voyages fur mer, c'eft à peu près là tout ce qui eft effentiel pour la cure d'une confomption glanduleufe (38). Je regarde les autres

---

(38) Je ne dois point taire qu'on a encore propofé il n'y a pas long-tems, pour la pulmonie, un reméde nouveau ou renouvellé ; je veux dire l'habitation des étables. Il paroît que ce reméde poffede deux des avantages de la navigation, un air chargé d'une humidité faline & réfolutive, & une température à peu près conftante. Il peut y avoir quelques obfervations de fes fuccès, mais je ne les crois pas comparables à la navigation, d'autant que celle-ci poffede un avantage bien grand, joint aux deux autres, qui eft l'exercice. Au moyen de cet exercice, on renouvelle, pour ainfi dire, toute la maffe du fang en peu de jours, ou du moins on lui fait fubir

remédes comme de peu d'importance, ils peuvent être bons par occasion, mais leur vertu est fort petite, & n'est nullement proportionnée à la

---

un changement notable. Au contraire dans une étable le Malade respire bien un air propre à la maladie locale dont il est affecté : mais quels seront les remédes propres à redonner au sang le dégré d'uniformité ou d'homogénéité qui lui est nécessaire, que l'on pourra administrer à un Malade épuisé & dans le dernier dégré de foiblesse ? Je pense que si on peut guérir un pulmonique par la navigation, l'exercice auquel il aura été soumis par le roulis du vaisseau & l'action de l'air, aura grande part à cette cure. Autrement, sans naviger, rien ne feroit plus facile que de faire venir de l'eau de la mer par tonnes, & de la faire évaporer en grande quantité dans la chambre du Malade, pour en charger l'air des vapeurs qui en exhaleroient. On ameneroit aussi facilement cet air au dégré de tempé-rature qui paroîtroit le plus convenable à

force de la maladie. Ainſi leurs effets ne peuvent être que bornés & incertains.

De tout tems la navigation a été regardée comme un reméde, mais les Auteurs de la premiere claſſe, l'ont encore plus généralement recommandée dans la conſomption. Ainſi on lit dans Cœlius, » la geſta- » tion eſt extrêmement utile, & une » longue navigation (39) » : & dans

la maladie. Mais tous ces moyens ne remédieroient qu'à une partie du mal. Il faut ramener le ſang à ſon état naturel & ſain, & il n'y a qu'un mouvement continuel de tous les muſcles, en le broyant, pour ainſi dire, & le triturant, capable de remplir cet office, qui eſt la fonction naturelle du viſcére alors malade.

(39) Et propterea vehementer utilis navalis geſtatio, atque longa navigatio, —— & omne quod dare corpori fortitudinem poteſt. Cœlius Aurel. Lib II. cap. 14. *de phthiſica paſſione.*

Aretée, » si rien n'empêche, que le
» Malade aille en mer & qu'il y vive
» long tems (40) «. Celse, dit de
même, » si c'est une phtisie réelle,
» il est nécessaire que le Malade fasse
» un long voyage sur mer, si ses for-
» ces le permettent. Si sa grande foi-
» blesse l'en empêche, il faut toujours
» qu'il fasse des voyages sur mer,
» mais petits (41) ». Pline a remarqué que l'exercice du cheval étoit
de la plus grande utilité dans les maladies de l'estomach, & la navigation dans la phtisie (42). Mais dans

---

(40) Nam si recte habuerit Ægrotans,
in mari gestatio fieri poterit, atque ibi vitam deget. Aretæus *de curat. phthisis.*

(41) Quod si vera phthisis est, opus est,
si vires patiuntur, longa navigatione. Si id
imbecillitas non sinit nave tamen, sed non
longè, vectari commodissimum est. Cels.
Lib. III. cap. 22.

(42) Plin. Hist. Lib. XXVIII. cap. 4.

l'article suivant nous verrons qu'il fait mention de ce reméde avec des circonstances particulieres, comme de la pratique qu'on doit suivre dans cette maladie. Dans toutes sortes de consomptions, dit le Docteur Mead, le changement d'air est généralement bon & quelquefois un long voyage par mer (43). Boerrhaave n'a pas non plus oublié la navigation, en parlant des moyens de rompre les abscès formés dans le poumon & de les déterger lorsqu'ils sont ouverts (44).

Dans cette seule méthode, dans la navigation, se trouve tout ce qui peut concourir le plus efficacement à la cure de la consomption : une

____

(43) Mead. monita & præcepta medica, cap. *de febribus lentis*.

(44) Boerhaavii aphorism. §. 857, 858.

vertu altérante & affez puiffante, qui régne dans l'air de la mer, une application externe & immédiate de cet air doué de qualités fi propres, & un exercice finguliérement convenable.

§ VIII.
Du crachement de fang.

Le crachement de fang eft l'avant-coureur & la caufe de la confomption, & en même-tems un de fes fymptômes. Quelquefois il eft par lui-même une maladie, lorfqu'il fe fait par forme de fimple tranfudation; il y a des perfonnes qui y font habituellement fujettes une grande partie de leur vie, fans beaucoup de danger, ou fans qu'il s'en fuive d'autre maladie. Des glandes tuméfiées en comprimant les vaiffeaux, en occafionnent fouvent la rupture, & le sang en tombant dans les branches les plus profondes de la trachée-artere, & n'étant pas craché, s'y corrompt, devient âcre, & cause une érosion. L'exercice & le vomissement en mer pourront, je crois, en ces cas resserrer les orifices relâchées des vaisseaux, faire une forte révulsion, & chasser hors du poumon ce qui y est étranger. On ordonne aussi la navigation lorsque ce flux est une fois arrêté, ou que la maladie devient chronique. Anneus Gallio navigea pour se guérir d'une consomption & d'un crachement de sang; c'est Pline qui nous le rapporte dans son Histoire naturelle (45). Pline le jeune fait aussi

______

(45) Præterea est alius usus multiplex (aquæ marinæ), principalis vero navigandi phthisi affectis, aut sanguinem egerentibus; sicut proximè Anneum Gallionem

mention de Zozimus, son affranchi, guéri d'un crachement de sang par un voyage qu'il fit en Egypte, où il demeura long tems (46). Celse recommande dans ce cas de passer l'hiver dans des places maritimes (47).

J'ai lu quelque part une observation d'un flux utérin, qui fut arrêté subitement par un voyage sur mer.

---

fecisse post consulatum meminimus. Neque enim Ægyptus propter se petitur, sed propter longinquitatem navigandi. Plin. Hist. Nat. Lib. xxxi. cap. 6.

(46) —— Frangeret me tamen infirmitas liberti mei Zozimi. ——— Nam ante aliquot annos, dum intente instanterque pronuntiat, sanguinem rejecit; atque ob id in Ægyptum missus à me, post longam peregrinationem confirmatus rediit nuper. Plin. Epist. xix. Lib. 5.

(47) Cels. Lib. iv. cap. 4. § v.

§ IX.

Des Convalescences difficiles &
longues.

Les puissances digestives & assimi-
latives se trouvent affoiblies à la suite
d'une maladie longue ou violente,
& les fluides qui ont été échauffés
& privés de leurs parties spiritueuses
& balsamiques, ou qui ont acquis
des qualités vicieuses, sont alors impropres à la nutrition, & aux usages
auxquels ils sont destinés. De-là
cette dépravation des humeurs con-
nue sous le nom de cacochymie, &
que l'on regarde comme la suite ou
la cause des maladies ; peut-être la
maladie n'étant pas bien terminée,
subsiste-t-il encore alors quelque
reste ou quelque levain caché, que la
nature, dont les forces sont épui-
sées, ne peut entiérement vaincre
ou chasser au dehors.

L'exercice & le changement d'air ont toujours été sains, ce sur-quoi on a compté lorsque la santé est encore chancelante, & ils sont efficaces & propres à empêcher une rechûte. Les observations rapportées plus haut, prouvent combien l'exercice & l'air de la mer contribuent à corroborer & à renforcir l'habitude du corps : on y voit que peu de tems passé en mer a produit un rétablissement de santé beaucoup plus prompt que ne l'auroit fait un plus long séjour à la campagne. Les effets que la navigation a toujours procurés, & en peu de tems, sont un appétit plus considérable, le retour des forces, un visage plus serain, & l'adoucissement des symptômes, tant il est vrai que quelques jours produisent un grand changement, soit en maladie, soit en santé,

On prescrit la navigation dans l'atrophie & la cachexie; & selon Ætius, le mouvement & le repos alternatif où le corps est sujet alors, le dispose à être nourri, si cela est possible par quelque moyen; particuliérement dans l'atrophie nerveuse, qui est la suite de la colique de Poitou, si fréquente dans les Indes-Occidentales, elle est regardée depuis long-tems comme un bon reméde. Lorsque les symptômes sont calmés, dit le Doct. Towne, (ch. de la colique bilieuse), & que le Malade entre en convalescence, Sydenham a recommandé avec raison l'exercice du cheval, comme capable de prévenir une rechûte, de donner de la force aux intestins, & de rendre plus puissantes les forces digestives. J'ai souvent éprouvé les bons effets de cet avis; mais il y a un autre exercice qui, à ce que j'ai

obfervé eft plus prompt, plus durable & plus efficace, c'eft de faire le
tour de l'Ifle dans un vaiffeau ou
une chaloupe, ce qui aux Barbades
eft fort aifé à faire, parce qu'il y a
peu de perfonnes qui n'aient cette
commodité. J'ai vu des perfonnes
qui étoient réduites à la plus grande
extrémité, & prefqu'aux portes de
la mort, à la fuite d'une colique qui
avoit duré long-tems, & qui en
une femaine fe font refaites à un
point qu'on ne peut exprimer, par
la feule navigation, pendant que
ces mêmes perfonnes étoient hors
d'état de faire tout autre exercice.

APPENDIX

APPENDIX

Sur l'Usage des Bains dans les Fiévres.

LA malignité naturelle de la maladie, est sans doute ce qui s'oppose
le plus souvent, & en grande partie à la guérison des fiévres. Le
mauvais ménagement & les irrégu-
larités de la part du Malade, ou un
mauvais traitement, aggravent fréquemment la maladie, ou peut-
être en font paroître une nouvelle.
Si on s'y prend trop tard pour administrer des remédes dans une maladie, les changemens que l'on a intention qu'ils procurent, ne peuvent
se faire avant le tems où doit paroî-

L

tre une crife douteufe. D'un autre
côté il n'eft pas moins dangereux
généralement de les employer pré-
maturément, puifque la nature n'é-
tant pas alors en état de s'aider, en
fouffre les effets & la violence fans
aucun avantage, la maladie augmentant, & la crife étant encore éloignée.
Dans ces circonftances, & autres
auffi défavorables, il paroît fouvent
néceffaire d'avoir recours à des
moyens plus puiffans que ceux que
nous préfente la pratique ordinaire,
ou a des remédes dont elle femble
encourager l'ufage, quoiqu'ils ne
foient pas encore fcellés de fon ap-
probation. L'adminiftration des
bains dans les fiévres n'eft pas nouvelle. Lorfque j'en ai fait mention
dans un autre endroit (48), il y a

____

(48) Effais d'Edimbourg, trad. par M.
Demours, vol. VI. p. 45.

déja long-tems, c'étoit dans l'intention d'en faire l'essai dans un tems
ou dans l'autre, selon que les occasions s'en présenteroient. Le succès
dont cette méthode a été suivie dans
les cas suivans, ne me donnent aucun lieu d'en regretter l'expérience,
& la nécessité doit la justifier.

I. Un jeune homme d'une corpo-
rance assez foible, fut saigné, émé-
tisé & purgé au commencement
d'une fievre. La premiere fois que
je le vis, il étoit à son sixiéme jour,
& je ne pus alors déterminer de
quelle espéce étoit sa fiévre. Le septiéme au soir sa tête commença à
s'affecter : pendant toute la nuit il
fut agité, & le matin il étoit tout-
à-fait dans le délire. Son visage étoit
pâle, ses yeux enfoncés & sombres,
tendans à l'inflammation, ses cheveux étoient durs, sa peau séche &

brûlante, & un retirement des solides faisoit voir qu'il étoit fort épuisé. Le pouls devenoit en même-tems petit, la langue étoit rotie & il urinoit peu. Il y avoit beaucoup d'inanition dans ce cas, la tête s'étoit affectée & très-fortement & de bonne-heure dans cette maladie ; le Malade ne vouloit prendre aucuns remédes, & il n'y avoit peut-être pas de crise à attendre avant le quarantiéme jour. Ces considérations me déterminérent à baigner le Malade : on lui appliqua à la tête un petit emplâtre vessicatoire, & on le mit dans un bain préparé avec des tripes & du son, ce qu'il supporta fort bien. Lorsqu'on l'eut remis au lit, il s'endormit sur le champ, son sommeil fut long, sa peau devint douce & plus fraîche, & il parut une sueur légére. Pendant six jours il fut baigné

& toujours avec le même succès. Le douziéme jour on découvrit une grosse parotide, dure, enflammée & douloureuse au toucher, qui se dissipa en deux ou trois jours sans aucun accident. Au moyen de ces bains, d'un lavement de tems à autre, & du vin qu'on ajoutoit à tout ce qu'il prenoit, car on ne lui en vouloit pas donner de pur, il se rétablit & recouvra bientôt sa premiere santé.

II. Un Monsieur âgé d'environ soixante ans, très-corpulent, & accoutumé toute sa vie à la bonne chere, fut attaqué d'une fiévre. Je ne le vis pas avant le onziéme jour. Le délire étoit venu de bonne-heure, il avoit été saigné deux fois, on lui avoit appliqué les vesicatoires, & il étoit alors tout-à-fait insensible, après avoir été pendant quelque

tems très-affoupi, & s'être réveillé
fouvent comme en furfaut, en rê-
vaffant & marmottant quelque chofe.
Ses yeux étoient enflammés & ha-
gards, fon vifage étoit plein & haut
en couleur, comme celui d'un apo-
plectique ou d'un homme yvre. Il
étoit dans des fueurs continuelles
& brûlantes, & on fentoit un fou-
brefaut dans les tendons : du refte
le pouls paroiffoit bon, c'eft-à-dire,
plein & égal fans être fréquent;
mais nous fçavons que lorfque les
mauvais fymptômes augmentent, il
ne faut pas fe fier à ce figne. L'inflammation du cerveau qui étoit fi confidérable, & le tems qui preffoit,
faifoient defirer un fecours prompt
& puiffant. Comme dans cette oc-
cafion-ci le principal fymptôme à
combattre, étoit l'affection locale du
cerveau, je lui fis appliquer les fang-

fues aux tempes. On lui fit un feton
à la nuque, & pendant que les petites plaies des fang-fues rendoient
toujours du fang, on le baigna dans
une décoction de plantes émollien-
tes & légérement aromatiques. Au
fortir du bain il repofa d'un fommeil
long & naturel, fa peau étoit plus
fraiche & moite. Le lendemain matin il parut un peu plus fenfible.
Enfin pour couper court, plus on
répétoit le bain, & mieux il étoit;
il en prenoit trois ou quatre chaque
jour, & je lui ordonnai de prendre
fréquement à la cuillerée un julep
rafraîchiffant. Il guérit.

III. On demanda mon avis pour
une femme qui depuis plus d'un
mois étoit attaquée d'une fiévre. La
premiere quinzaine de la maladie,
elle n'avoit prefque pas fermé l'œil,
la feconde quinzaine, elle avoit été

dans un délire continuel, accompagné de *subsultus* & d'un assoupissement assez considérable dont elle revenoit fréquemment en parlant avec volubilité. Pendant deux jours elle parut un peu mieux, mais elle retomba dans son insensibilité, & le délire & les *subsultus* étoient alors plus forts que jamais. Je conseillai un bain dans lequel elle ne resta qu'un quart-d'heure, après quoi son visage devint pâle, elle tomba en foiblesse, & dormit pendant une heure ou deux. Néanmoins son délire diminua, elle dormit mieux la nuit suivante & dans une posture naturelle, car jusque-là elle avoit toujours été sur le dos, & après un second bain dans lequel elle resta plus long-tems, elle devint un peu plus sensible. Le *subsultus* cessa, & comme elle continuoit à avoir des sommeils qui la rafraîchis-

foient, en trois jours tous les symptômes étoient diffipés en grande
partie. Elle eut une nouvelle rechûte, mais l'ufage répété du bain, la
tira hors d'affaire. Il eft vrai qu'elle
étoit alors, comme on peut le croire,
bien foible & bien épuifée.

Il eft à obferver que cette Malade
tomba toujours en foibleffe dans
le bain ou quelque tems après en
être fortie, ce qui fans doute étoit
la fuite de l'épuifement que lui avoit
caufé la longueur de la maladie &
les fang-fues que je lui avois fait
appliquer fur un mauvais détail qu'on
m'avoit fait des circonftances. Il eft
auffi à noter qu'ayant fait changer
les bains d'herbes en des bains de
bouillon, qui lui caufa une déman-
geaifon incommode par tout le corps,
elle reprit fenfiblement des forces.
J'ai eu occafion de voir quelque tems

après cette Malade , & je trouvai qu'elle s'étoit beaucoup mieux rétablie que je n'avois remarqué dans des cas à peu près femblables ; elle n'avoit pas cette incapacité, cette langueur ou ce léger délire qui refte fouvent à la fuite de ces longues fiévres qui épuifent les Malades, & dans lefquelles la tête a été vivement affectée. Il y a toute apparence que ce qui y avoit mis ordre , avoit été la nourriture qu'elle avoit prife affez abondamment , & les bains dont elle avoit fait ufage dans fa convalefcence.

IV. Une femme fut attaquée d'une fiévre continue le cinquiéme ou fixiéme jour de fes couches. Je lui prefcrivis fans la voir, & fans fuccès , quelques remédes ufités en ces cas. Comme la fiévre augmentoit toujours, on me pria de la voir

le neuviéme ou dixiéme jour. Le
meilleur pronoftic que je pûs faire,
fut de dire qu'elle étoit dans un état
à mourir dans vingt-quatre heures,
ou même plutôt, & que je n'avois
jamais vu perfonne dans de pareilles
circonftances aller plus loin. Il y avoit
long-tems qu'elle n'avoit fermé l'œil,
elle avoit un délire complet, ne con-
noiffant plus perfonnes, ne pouvant
point parler fans bégayer, & étant
attaquée d'un ris involontaire. Lorfqu'elle vouloit dire quelque chofe,
à peine même avoit-elle la force de
former des fons. Ses regards étoient
étincelans & enflammés, fon vifage
étoit haut en couleur, fon corps
dans un tremblement univerfel &
dans une agitation continuelle, enfin
pour comble elle avoit des fueurs
profufes. Son pouls étoit dans le
plus grand défordre. Je dis aux affif-

tans qu'ils pouvoient, s'ils le vou-
loient, la mettre dans un bain d'eau
chaude, & je me retirai sans rien espérer de ce que j'ordonnois. On pré-
para le bain d'autant plus promptement, que chacun la regardoit comme
morte. Le lendemain matin j'appris,
à ma grande surprise, par un exprès
que j'avois prié qu'on m'envoyât en
cas qu'elle fût encore en vie, qu'aussi-
tôt après le bain elle avoit repris ses
sens & avoit eu quelque sommeil,
mais qu'elle étoit toujours dans le
délire. J'ordonnai qu'on répétât le
bain tous les jours ; & par ce moyen,
aussi bien que par la diéte & le ménagement , elle fut guérie. Mais la
tête resta encore affectée long-tems
après sa guérison, & il étoit même
à craindre qu'elle n'eût toujours l'esprit un peu dérangé. Je n'ai jamais
vu personne en revenir de si loin.

V. Une femme fut faifie d'une fiévre le quatriéme jour de fes couches. Au bout de quatre autres jours on m'appella pour la voir. Le lendemain elle tomba dans le délire. Après lui avoit ordonné ce qui étoit convenable en ce cas, je confeillai un bain fi le délire continuoit ou augmentoit. On baigna cette Malade une fois, mais on ne continua pas dans la crainte qu'elle n'empirât. Elle mourut le feptiéme jour.

VI. J'ai effayé le bain pareillement dans un cas où un jeune homme, quel-que tems après une maladie de nerfs, avoit été attaqué d'une fiévre accom-pagnée dès les commencemens d'un délire obftiné, & de grandes agita-tion & infomnies. Mais je n'en ai re-marqué aucun effet fenfible, quoique je fiffe prendre en même-tems au Malade les remédes les plus con-venables.

Un de mes amis, témoin du fuccès des bains dans le cas de ce Malade de foixante ans, rapporté plus
haut, les a effayé à mes inftigations
dans les cas fuivans, qu'il a bien
voulu me communiquer.

VII. Monfieur M...... âgé de cin-
quante ans, fut attaqué d'une fiévre
pour laquelle on lui appliqua les
veſſicatoires le huitiéme jour de fa
maladie, & on lui fit baigner les
pieds. Il tomba dans un délire fi furieux qu'il falloit deux forts hommes pour le retenir dans fon lit. Je
le vis le dixiéme jour : fa tête étoit
très-affectée, il étoit dans un délire
& une agitation continuels ; les yeux
étoient enflammés, le pouls petit &
inégal, & la langue féche & noire.
On me dit qu'il n'avoit pas fermé
l'œil depuis trois jours & trois nuits.
Je lui fis appliquer les fang - fues
aux tempes, & auffi-tôt que le bain

pût être prêt, je l'y fis mettre &
maintenir par force pendant vingt-
fept minutes. Au fortir du bain, il
s'endormit, & ce fommeil continua
depuis fix heures & demie du foir,
jufqu'à près de fix heures du jour
fuivant au matin, il ne fe réveilla
qu'une feule fois pour boire, & pendant tout ce tems eut une fueur co-
pieufe. Lorfqu'il fut éveillé, il étoit
plus tranquille, de tems en tems il
reprenoit fes fens & fon pouls étoit
meilleur. Le onziéme jour il prit de
nouveau un bain fur le foir, dans
lequel il refta une demi-heure &
dormit depuis fept heures jufqu'au
lendemain matin environ cinq heures. Il s'éveilla alors auffi tranquille
& auffi raifonnable qu'il avoit jamais
été dans fa vie. Son pouls étoit alors
régulier. Il avoit feulement une efpéce de ftupidité qui provenoit, à ce
que j'imagine, d'une furdité qui fe

paſſa au bout d'un jour ou deux. La troiſiéme fois qu'il fut baigné, il deſcendit de lui-même dans le bain ſans le ſecours de perſonne. Il prit cinq bains toujours avec le même ſuccès & ſa ſanté ſe rétablit bientôt.

VIII. Une jeune femme robuſte & en embonpoint, fut attaquée de la même fiévre. Je ne la vis que le treiziéme jour. Elle avoit eu le délire cinq ou ſix jours, & pendant tout ce tems, n'avoit eu aucun ſommeil. Avant que je la viſſe on avoit beaucoup de peine à la retenir dans ſon lit, mais après elle étoit épuiſée & fort foible. Ses yeux étoient enflammés, ſa langue noire & brûlée, ſon pouls petit & fourmillant, ſon corps dans un tremblement univerſel. On lui appliqua les ſang-ſues, & on lui fit prendre ſur le champ un bain d'une demie-heure. Ce reméde produiſit une ſueur abondante, &

elle dormit depuis trois heures après midi, jusqu'au lendemain cinq heures du matin. Son pouls se rétablissoit bien & elle étoit beaucoup plus tranquille, quoiqu'elle fut toujours dans le délire. Je continuai cette méthode qui procura toujours des sueurs & le sommeil, mais elle ne commença à recouvrer l'usage de ses sens qu'après le quatriéme bain. Elle fut baignée six fois, & se rétablit en peu de tems.

IX. J'ai vu une autre jeune femme le neuviéme jour d'une fiévre. Sa tête étoit affectée, elle étoit dans le délire & fort agitée, ses yeux étoient enflammés & son pouls inégal. Elle fut baignée pendant vingt-six minutes, dormit bien, sua modérément, & le lendemain elle reprit l'usage de ses sens. Elle ne prit que trois bains, & guérit.

Un bain général de tout le corps

affecte beaucoup plus immédiatement & plus efficacement tous les
solides & les fluides, que tout autre
reméde. Pendant que par sa chaleur
il procure la transpiration des humeurs morbifiques, il entre par les
veines absorbantes beaucoup d'eau
qui passe dans le sang : & on voit
naturellement les changemens que
ce reméde doit opérer sur les fluides,
dont il augmente la quantité lorsqu'elle est trop petite, qu'il délaye
lorsqu'ils sont trop épais, ou enfin
sur lesquels il agit en maniére d'altérant. Mais les effets qu'il produit
sur les solides, sont encore plus évi-
dents, en ce qu'il ramollit toute
l'habitude du corps & le conforte,
en enlevant cette striction qui est la
suite de la fiévre. Dans toutes les
fiévres on remarque un spasme,
mais plus particuliérement encore
dans quelques-unes. Lorsque le

fpafme augmente jufqu'au point de
caufer le délire & autres fymptômes
nerveux, il caufe un défordre dans
la circulation, interrompt les opé-
rations régulieres par lefquelles la
nature pourroit dompter la fiévre &
opérer la coction de la matiere morbifique, & enfin pouffe les fluides
dans des vaiffeaux où naturellement
ils ne doivent point paffer. La fiévre
excite le fpafme, celui-ci augmente
la fiévre, & leurs effets font réci-
proques. Si l'on peut venir à bout
de calmer cette tenfion fpafmodi-
que, on dompte une caufe puiffante
ou un des principaux fymptômes de
la fiévre, auquel quelquefois on doit
avoir principalement égard. Car la
maladie devient alors d'autant plus
douce & plus fimple, que l'affection
des nerfs ajoute beaucoup à la malignité & au danger, la maladie lo-
çale du cerveau étant enfin la caufe

immédiate de la mort. Une fiévre avec délire eſt une maladie compli- quée.

Au ſortir du bain, le Malade tombe dans un ſommeil, mais qui eſt ſalutai- re, le délire & le *ſubſultus* diminuent peu à peu, la peau, qui auparavant étoit ſéche & brûlante, devient plus fraîche & moite. Les ſueurs profuſes qui ne ſont point de la na- ture de la maladie, mais ſymptôma- tiques & la ſuite du ſpaſme général, deviennent modérées ; & les parties charnues qui ſont moins reſſerrées, deviennent douces & potelées : ce qui démontre bien que la tenſion morbifique eſt relâchée. L'uſage in- térieur du vin & le bain à l'extérieur ſont analogues à quelques égards.

Qu'on me permette d'expoſer ſous les yeux ce que les Anciens ont penſé ſur cet article. *Balnea*

aquarum dulcium calefaciunt nos &
humectant , quod calori habeant hu-
morem conjunctum. — Duras ten-
sasque partes emollit (Balneum),
excrementum liquamentumque quod
intus hæret ad cutim evocat. — Balnea moderata corpori restituunt me-
diocritatem temperamenti , vires cor-
rigunt , opportunum calorem augent ,
ac denique una cum sudoribus non-
nihil flatuum discutiunt. — A balneis
igitur vacuatur quidquid in corpore
vel fumidum vel fuliginosum præfuit.
— Ex balneis duo hæc ægro com-
pendia accedunt , & quod redundan-
tiæ humorum vacuabitur aliquid , &
quod multum transpirabit caloris fe-
brilis. — Nam id sane mirum balneis inest quod tam calidis prosint
quam frigidis siccitatibus : quemad-
modum & illud quod eos siticulosos
efficiat qui sitis sint vacui , à siticu-

losis vero sitim abigat. — Si sola febris constiterit balneum exposcit, non secus ac cætera siccitates quæcumque vel calidæ fuerint vel frigidæ. — Huic succedunt planæ excrementorum evacuatio, æqualis per universum corpus calor, exiguorum meatuum rarefactio, tensorum laxatio, densatorum fusio. — Balneæ siquidem eo quod madefaciunt caput, soporiferæ sunt.

On voit bien que tout ce qui vient d'être dit de la part des Anciens, a rapport à toutes les espéces de bains, tels qu'ils étoient en usage de leur tems. Quoi qu'il en soit, les bains d'eau modérément chaude, produisent tous ces effets plus ou moins évidemment, & par leur chaleur, & par leur humidité, & par la pression de l'eau, sur-tout si on les prend un peu de tems : & dans les fiévres,

quoiqu'on puiffe quelquefois employer les bains froids comme dans
les fiévres ardentes, néanmoins ce
font ceux qui conviennent le mieux
à l'état du Malade, & aux circonftances de la maladie, dans notre
climat, fur-tout s'ils font préparés
avec attention de la maniere qu'on
l'ordonnera. On peut voir dans le
traité du Docteur Glafs fur les bains
des Anciens, une explication ingé-
nieufe de leurs effets méchaniques.

On condamne avec raifon une
pofture droite dans les maladies aiguës, parce qu'elle caufe fouvent
des foibleffes, des défaillances, &
quelquefois la mort. Faute de commodité, les Malades furent mis
tous dans le bain dans cette pofture,
fans qu'il en arrivât aucune fuite
fâcheufe. Je penfe que la chaleur
du bain, en donnant des forces &

de la liberté à la circulation, & en la déterminant à se porter vers la surface du corps principalement, empêche cette défaillance & cette rétrocession d'humeurs, qui est la suite de cette posture. Si néanmoins on craignoit qu'il arrivât quelque catastrophe fâcheuse, en ayant une baignoire convenable, on pourroit faire prendre le bain au Malade dans une posture horizontale ; mais il faudroit prendre garde si dans quelques cas la chaleur du bain ne seroit pas capable de produire dans cette posture un flux trop considérable à la tête.

Le trouble que les Malades ont souffert lorsqu'on les mettoit dans le bain pendant un redoublement de fiévre, m'a quelquefois fait croire qu'ils n'en étoient pas soulagés assez immédiatement, ou plutôt qu'après le bain, ils étoient quelquefois

quefois plus affectés ou moins tran-
quilles. Mais quoi qu'il en foit, le
tems le plus propre pour le bain, &
celui où il eft fuivi d'un plus grand
fuccès, eft le tems du redoublement.
Car comme le bain difpofe à un
fommeil calme, & qu'il femble ré-
gler les fueurs en les reftraignant
lorfqu'elles font exceffives, & les
augmentant quand elles font trop
peu abondantes, il prévient auffi ou
diminue le redoublement qui vient
fur le foir plus ou moins tard, &
qui augmente pendant toute la nuit.
Par cette même raifon, la tête fe
trouve garantie de la violence de la
fiévre & du délire, ce qui eft le point
principal, & les fymptômes font re-
tenus dans un état affez modéré,
jufqu'à ce que la coction des humeurs fe faffe, & que la maladie fe
termine, les Malades doivent refter

dans le bain depuis quinze jufqu'à quarante minutes ou plus, s'ils peuvent le foutenir.

L'ufage fréquent des bains, fi jamais il a lieu, & la variété des circonftances, font feuls capables de déterminer dans quelles efpéces de fiévre ils font convenables & quels font les tems propres à les employer. Sçavoir s'il faut les ordonner de bonne-heure, ou tard, dans le commencement, au milieu ou fur le déclin de la maladie. On doit en cela avoir égard à beaucoup d'autres circonftances qui tiennent à la maladie elle-même, au climat, à la faifon, à l'âge, au fexe & aux tempéramens.

J'ai vu prefque tous les ans dans la faifon, des fiévres intermittentes pour lefquelles les Malades fe baignoient lorfque les accès appro-

choient , & pour lefquelles ils bu-
voient tous les jours une eau légérement ferrée. Mais je n'ai pû fçavoir d'où venoit cette pratique, ni
quand elle avoit commencé. Cette
méthode étoit employée lorfque la
maladie étoit opiniâtre & fujette à
des rechûtes fréquentes , ou qu'elle
étoit devenue anomale, & que les
fébrifuges communs réuffiffoient
peu. Prefque tous les Malades étoient
guéris, quoique la cure fût néanmoins un peu ennuyante.

Le Docteur Fisher nous a fait connoître les fuccès d'un bain continu
dans tous les différens dégrés de
la petite vérole,

Il n'y a pas de cas où les bains
femblent plus indiqués , & promettre plus de foulagement que dans les
fortes pleuréfies & les violentes péripneumonies ; maladies auxquelles

on peut ajouter la paraphrénéſie; ils ſurpaſſeront de beaucoup ces bains locaux, ſi fort recommandés dans ces ſortes de maladies; car appliqués à tout le coffre de la poitrine, ils agiront puiſſamment ſur toutes les parties qui y ſont contenues. Ils tempéreront plus efficacement l'inflammation, & par le relâche qu'ils produiront, ils rendront la reſpiration plus libre. La vapeur portée auſſi dans les poumons, excitera l'expectoration. *Concoctis jam affectionibus, balneum citra periculum adhibetur, quin etiam ad expurgationem ſputorum, quæ pleuriticorum, & peripneumonicorum thorace & pulmone continentur, maximè conſerat, in iis ergo qui ſic affecti ſunt balneum iterari nihil prohibuerit.* Oribas. Collect. med. Lib. x. cap. i.

Une perſonne fut attaquée d'une

péripneumonie accompagnée dans son commencement des symptômes qui paroiſſoient fort tenir de la goutte, elle n'expectoroit point, & étoit dans le délire. On eſſaya un bain, mais trop tard, comme l'événement le montra : le Malade étoit à son septiéme jour qu'on avoit annoncé comme devant être fatal. Quoiqu'on ait vu par les obſervations précédentes que les bains ont ſauvé des Malades qui me paroiſſoient être auſſi mal que pouvoit l'être ce dernier, cet exemple néanmoins nous porte à faire une remarque ſur leur uſage; qui eſt, qu'on doit employer avec beaucoup de précaution ce reméde qui ſera ſuivi de ſuccès chez pluſieurs Malades, dans des maladies déſeſpérées, de peur que ſon défaut de réuſſite ne le faſſe abhorrer & mépriſer par le vulgaire.

M iij

C'eſt dans les Hôpitaux militaires où l'on trouvera le plus de commodités pour faire des épreuves ſur cette pratique, qui, quoique toujours très fort redoutée, eſt néanmoins ſûre, commode & amie de la nature lorſqu'elle eſt employée avec ſagacité, dumoins c'eſt ce que l'expérience m'a pleinement confirmé.

Extrait d'une Lettre de l'Auteur à un de ſes amis à Londres, datée du 20 Avril 1756.

Un homme ſe plaignoit depuis quelques jours d'une toux, d'un dérangement de l'eſtomach, & d'une oppreſſion. Le Médecin qu'il appella, le trouva attaqué d'un délire obſcur, qui bientôt augmenta & devint furieux. Il demandoit à tous momens à boire, & lorſqu'on lui en préſentoit, il témoignoit une grande horreur, jettoit la boiſſon loin de lui,

ou s'il en goûtoit, il crachoit promptement ce qu'il avoit dans la bouche, & menaçoit de mordre ceux
qui le tenoient. Ayant paſſé un jour
& une nuit dans cet état, n'ayant
reçu aucun ſoulagement des veſſicatoires qu'on lui appliqua au dos,
ou d'autres remédes qu'on employa
pour le tranquillifer, on le baigna
& on lui appliqua des veſſicatoires
aux jambes. Une ou deux heures
après il s'endormit. Ce ſommeil
dura quatre heures, au bout deſquel-
les il s'éveilla avec tous ſes ſens à
lui. Il deſcendit lui-même dans le
bain le jour ſuivant. Je le vis par
hazard dans ce tems ; la maladie paroiſſoit prendre alors la forme d'une
fiévre accompagnée d'une grande
chaleur, d'un pouls vif, & de ſéche-
reſſe à la langue. Mon avis fut de
continuer le bain pour prévenir le
délire & ſubjuguer la fiévre.

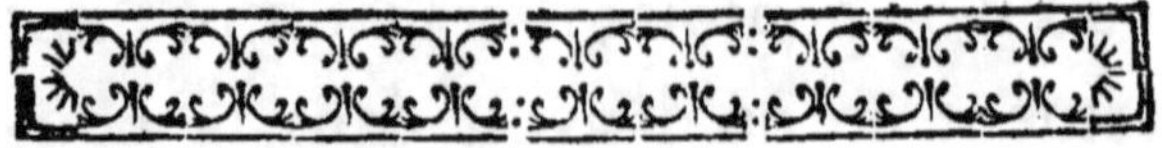

SUPPLÉMENT.

CE que j'avois avancé il n'y a pas long-tems, dans un traité fur l'utilité de la navigation, en Médecine, pouvoit peut-être fuffire pour réveiller l'attention des autres Médecins fur une pratique qui me paroiffoit être importante. On m'a néanmoins donné à entendre que dans quelques endroits, j'aurois pu traiter la matiere un peu plus amplement : & comme fouvent je n'ai fait qu'efquiffer certaines chofes, on fera peut-être bien-aife d'en avoir l'explication. C'eft pourquoi je me fuis hazardé à jetter quelques nouveaux jours fur cette matiere. Je ferai heureux s'ils peuvent fatisfaire le Lecteur, ou faire valoir le fujet. Je le ferai avec d'autant plus d'affurance, que j'ai depuis été de plus en plus confirmé dans mon opinion, par les succès que de nouvelles expériences m'ont annoncés. Ces succès serviront à deux choses, & à confirmer & à rendre en même-tems moins nécessaires ces raisons conjecturales, dont j'ai été quelquefois obligé de me servir pour prouver ce que j'avançois. Les personnes honnêtes & expérimentées jugeront de ces choses, selon leur usage, & le point où elles tendent ; & quand bien même elles ne les approuveroient pas dans toutes leurs parties, néanmoins j'espere qu'elles voudront bien les recevoir favorablement.

On m'a fait deux ou trois objections quant à la partie philosophique : je ne sçais si elles sont valables. Mais comme ce qu'on a dit n'attaque en rien l'argument principal, il n'est pas nécessaire d'y répondre. L'ordre demandoit que je misse en avant quelques principes, & j'ai recueilli tant chez différens Auteurs que de mon propre fonds, toutes les circonstances qui distinguoient pleinement l'air & l'exercice en mer, de l'air & de l'exercice à terre. De-là, à considérer les choses purement & théoriquement, il paroissoit raisonnable de conclure que la navigation & la vie en mer pouvoient être un remède convenable. Le principal étoit de le prouver par l'observation, sans laquelle tous les efforts que l'on feroit pour persuader, seroient aussi vains qu'impertinens. Un nombre assez considérable d'observations, dans des cas différens, m'a donné, je crois, les moyens de convaincre un chacun de la vérité de mon assertion. Sans apporter de nouveaux exemples,

ceux que j'ai détaillés de cures opé-
rées par la navigation, font des preuves inconteftables de fon efficacité.
Ce ne font pas même des exemples
de légeres maladies dans lefquelles il
auroit été ridicule de prefcrire la
navigation, mais de maladies obftinées, par leur nature fouvent mortelles, & pour lefquelles d'autres remédes, & des plus puiffans, avoient
toujours été employés fans aucun
fuccès, du moins quant à la cure.

Les exemples les plus fréquens
que j'aie eus de l'efficacité de la navigation, font en ce qui regarde la
confomption. Cette maladie eft en-
démique à la Grande-Bretagne, &
eft prefqu'auffi fatale que fréquente.
Elle attaque fur-tout ceux qui ont
l'efprit le plus fin & la taille la plus
déliée. Ces perfonnes femblent,
par cette conftitution, deftinées

M vj

nées à devenir de bonne-heure les victimes malheureuses de cette maladie, qui conduit à la mort d'autant plus sûrement, qu'elle vient avec plus de lenteur, & que sa marche est insidieuse. C'est toujours cette maladie que j'ai eu principalement en vue. Je me retrancherai même dans les remarques que je vais faire, à en parler particuliérement; & je m'efforcerai de montrer plus clairement le rapport qu'il y a entre la maladie & le reméde, ce qui pourra peut-être, dans des cas particuliers, en diriger une application encore plus heureuse.

La vie & la santé consistent dans la circulation libre, égale, & interrompue du sang & des humeurs, & dans l'excrétion bien réglée de ce qui peut être superflu dans la machine; cela suppose une bonne conſtitution des fluides & l'action des ſolides. Le ſang eſt conſtitué de maniere à agir conſtamment ſur les vaiſſeaux comme un aiguillon néceſſaire pour les exciter à ſe mouvoir. Les vaiſſeaux de leur côté, en agiſſant ſur les fluides, leur donnent leur conſiſtance, & un plus grand dégré de mouvement : & de cette maniere, ils deviennent des cauſes mutuelles du grand ouvrage de la circulation. Quoique le ſang ſoit un fluide glutineux, néanmoins on re-marque qu'il eſt très-fluide & fort pénétrant, ce qui le rend merveil-leuſement propre à circuler dans des vaiſſeaux extrêmement petits. D'où vient cette extrême fluidité ? Eſt-ce d'un principe élaſtique particulier contenu dans le ſang ? Ou doit-on ſuppoſer que ce ſoit le réſultat de l'union & du mélange intime de toutes les parties dont eſt compoſé ce fluide ſingulier? Il ne ſerviroit en rien ici d'entrer dans des recherches minu-tieuſes pour réſoudre ces queſtions.

L'Electricité, cette ſource fécon-de des recherches philoſophiques actuelles, prouve qu'il y a un prin-cipe d'une activité ſinguliere répan-du dans toute la nature, qui péné-tre tous les corps, & qui y exiſte plus ou moins. Dans le corps des animaux, ſi nous devons en croire une conjecture favorite de quelques-uns, ce principe eſt la premiere cauſe de la chaleur, de la vie & du mouvement des fluides. Il peut être engendré dans le corps, pour parler ainſi, par le moyen d'un certain procédé qui ſe renouvelle continuel-lement, tant que la vie ſubſiſte (49),

(49) *Voy.* la Théorie du Dr. Stevenſon, Eſſais d'Edimbourg, trad. de M. Demours, vol. vi. p. 445.

cu bien tire fon origine de caufes extérieures. Le feu s'éteint dans un air renfermé ; dans le même air la végétation s'arrête , la fermentation ceffe , les animaux languiffent , deviennent malades & meurent. Je n'oferois affurer que la mer foit réellement une fource convenable & plus abondante de cette matiere électrique. Il y a des raifons qui femblent le prouver, & d'autres qui font contre. Quoi qu'il en foit, ce dont je fuis bien fûr , d'après une obfervation conftante , c'eft que l'air de la mer contient un principe vivifiant & reftaurant, qui furpaffe de beaucoup tout ce que j'ai jamais pu obferver de l'air qu'on refpire à terre. Je laifferai à d'autres , plus verfés dans de pareilles recherches , à déterminer ce que ce peut être que ce principe, qui dans une libre communication

de l'air, se trouve être si essentiel à
la vie, & où il existe principalement,
d'autant plus qu'à présent on ne peut
jetter sur cet article que de vagues
conjectures.

D'un autre côté, le sang est un
fluide d'une nature bitumineuse,
saline & inflammable lorsqu'il est
desséché. Du mélange uniforme &
en proportions justes de tous ses
principes, naît cet état sain des
humeurs, qui est le véritable fondement de la santé; & lorsque cette
juste proportion est rompue, alors il
y a maladie. Si les principes sulphu-
reux, salins, prévalent, il s'ensui-
vra des maladies aiguës, ardentes,
inflammatoires. Si ce sont les parties
les plus actives qui viennent à manquer, dans lesquelles consiste sa spi-
rituosité, on verra naître ces maladies qui dépendent d'un mouve-

ment languiffant, des obftructions & une putridité rapide , parce qu'alors le fang eft devenu ufé & appauvri. Pour remédier à ce défaut des parties fpiritueufes , nous tâchons par une variété de remédes affez connus , de remettre dans le fang des parties chaudes , ftimulantes , balfamiques & fortifiantes. Au moyen de ces remédes , les vaiffeaux font excités à une action plus grande , & la circulation eft accélérée , & nous avons une preuve de leur efficacité , dans les heureux effets qu'ils produifent : mais il faut avouer en même-tems que ces effets font beaucoup plus remarquables en mer. Si la conftitution du fang eft telle que nous l'avons décrite , s'il fe fait par les pores une émiffion continuelle de ce qui eft redondant dans le corps ,& fi en quelque proportion

l'air & toutes fes qualités font re-
pompées par la même voie ; par un
féjour en mer , il doit fe joindre
continuellement au fang des parties
qui font pareilles à celles de la plus
grande énergie qui entrent dans fa
compofition , & qui abondent en
mer. La vertu fortifiante de ces parties fera donc communiquée à tous
les fluides , & ainfi bientôt diftribuée
par tout le corps. Avant que d'ad-
mettre une fuppofition de cette efpéce , je ne fçavois à quoi attribuer
le retour fi fubit de l'appétit , des
efprits , des forces , de l'embonpoint,
& même d'une fanté durable , tous
effets que produit un féjour en mer,
même quelquefois de peu de durée.
Mais en laiffant de côté toutes ces
chofes qui font d'une nature trop
fpéculative , quoiqu'il foit à propos
d'en parler dans une hiftoire de l'aïr

de la mer; un autre fait qui frappera chacun, c'eſt que l'air étant en mer généralement plus chaud pendant l'hiver, & plus frais pendant l'été, il doit être d'une ſalubrité plus que commune dans toutes les ſaiſons, ſur-tout dans le cas de quelques maladies particulieres.

Quoique la conſomption, de toutes les maladies ſoit généralement la plus fatale, néanmoins c'eſt celle que l'on néglige auſſi le plus généralement, lorſqu'elle eſt à ce dégré où on pourroit encore en tenter la cure avec quelque certitude. La maniere lente dont elle attaque les Malades ſans qu'ils la puiſſent ſoupçonner, ne donne aucune crainte de danger : & comme elle eſt accompagnée de peu de douleurs, les Malades qui en ſont pris ſe bercent toujours des eſpérances les plus flatteufes, même lorfqu'ils font dans l'état le plus déplorable. Un crachement de fang donne quelquefois l'allarme & avertit de bonne-heure de fes approches. On a toujours, & avec raifon, redouté ce fymptôme, & en effet il eft l'avant-coureur ordinaire de la pulmonie, ou indique une difpofition manifefte à cette malaladie, à moins qu'il ne foit l'effet d'une fimple tranfudation, ou la fuite de caufes accidentelles dans des perfonnes d'ailleurs faines.

J'ai dit que des glandes tuméfiées, en comprimant les vaiffeaux, en caufoient le plus fouvent la rupture, quoique d'ailleurs il n'y eût point de fignes certains de tubercules déja formés. Il doit y avoir déja long-tems, à ce que je penfe, que ces tubercules exiftent dans les poumons, fans caufer aucun empêche-

ment à leur mouvement, ou fans
que la fanté en foit affectée. Il fe
paffe quelquefois un fi grand efpace
de tems entre un crachement de
fang & les apparences réelles d'une
pulmonie, que je ne puis imaginer
que la rupture du vaiffeau ne fe ci-
catrife point & dégénere en ulcere
auffi fouvent qu'on le croit, ce que
la toux, la fiévre & le crachement
du pûs découvriroient promptement.
Un Boulanger, d'une complexion
délicate, & dont la peau étoit fine
& unie, cracha, au commencement
de l'été une grande quantité de fang
cailleux & vermeil. L'hémorrhagie
s'arrêta, & au moyen de la diéte &
d'un ménagement convenable, il fe
rétablit, & continua plufieurs mois en
parfaite fanté, à ce qu'il paroiffoit. En
Automne il commença à touffer, la
fiévre hectique furvint, à la fin il cra-

cha une mauvaise matiere & mourut.
On remarque fort souvent un même
progrès dans cette maladie. J'ai insisté
principalement là-dessus, parce que
je pense que la cause de la consomption qui survient après un crachement
de sang, doit être cherchée ordinairement plus loin que dans l'ulcération
des parties blessées, & on doit avoir
continuellement en vue les tubercules. Quoique peut-être ils n'existent
pas actuellement, nous pouvons être
assurés qu'ils sont en train de se former : car on les trouve toujours à l'ouverture du cadavre de ces Malades ;
& l'on doit de bonne-heure, par toutes sortes de moyens internes & externes, s'opposer avec grand soin à
un événement de cette espéce.

Une toux séche accompagnée de
fiévre, de sueur, de dépérissement,
donnent une suspicion fondée de

tubercules, & peut-être fait-on quelques petits efforts, souvent avec des remédes fort peu convenables, pour résoudre l'obstruction & prévenir la suppuration. Dans ce cas le diagnostique est évident. Mais dans un crachement de sang où l'on suppose que l'ulcération sera la suite de l'hémorrhagie, on croit avoir satisfait à toute indication, lorsqu'on a tâché de cicatriser la plaie, & de prévenir une nouvelle hémorrhagie. On doit faire à cela d'autant plus d'attention, qu'on passe par-dessus la principale indication qu'on n'imagine même pas. De plus, les saignées & les remédes rafraîchissans qu'on employe dans cette maladie, suspendant pour un tems la croissance des tubercules, on se doute encore moins de leur existence. On ne doit pas cependant conclure pour cela, qu'il n'y a plus de danger , même quand il y auroit déja long - tems que le crachement de sang seroit guéri. L'obstruction cachée , qui est la principale cause du péril , augmente dans la suite peu à peu , s'enracine , & se montre à la fin pour la cause véritable & qu'on n'avoit nullement soupçonnée, d'une consomption purulente & mortelle.

Il n'y a pas de classe de maladies pour lesquelles on ait employé sans distinction une plus grande quantité de certains remédes , que pour la toux & la pulmonie. Une toux procéde de différentes causes ; ainsi pour la guérir il faut employer des méthodes différentes. Une consomption peut être glanduleuse , ou pituiteuse , ou catharreuse , & le même traitement conviendroit mal à toutes ces espéces. J'ai souvent douté si cette pratique ,

pratique, qui eſt fort recommandée, & que beaucoup de Médecins ſuivent, je veux dire l'uſage
des balſamiques dans ou après un
crachement de ſang, eſt toujours la
plus convenable & la mieux indi-
quée. On l'employe dans la vue de
conſolider la playe, & ſur le préjugé
où l'on eſt que la ſuppuration ſuccéde
toujours, ou peut ſuccéder à la rupture du vaiſſeau, ce qui, ſelon moi,
arrive rarement. La ſimple rupture
d'un vaiſſeau ſanguin qui ſe vuide en
grande partie dans les vaiſſeaux col-
latéraux, s'agglutine bientôt, je penſe, pourvû qu'on ait ſoin de veiller
ſur la température & les mouvemens
des fluides. Elle ſe cicatriſe d'autant plus promptement, que la douce
mucoſité qui enduit les poumons,
fait l'office d'un onguent cicatriſant;
mais lorſque le ſang s'eſt épanché

N

dans les interstices cellulaires des poumons, nous avons une idée différente de la maladie. D'autres indications se montrent, & il semble qu'il faut employer une méthode particuliere, pour procurer la sortie de ce sang extravasé, résister à sa putréfaction, & disposer les parties à se guérir. On condamne avec raison les astringens dans le crachement de sang, parce qu'en desséchant un peu trop les parties, ils peuvent les échauffer & les enflammer. La suppuration est la suite naturelle de l'inflammation, lorsqu'elle est venue à certain dégré; maintenant si on prescrit des balsamiques stimulans & chauds, à une quantité assez considérable pour qu'ils produisent quelqu'effet, ils exciteront sans doute plus ou moins de fiévre, ce qui augmentera certainement l'inflam-

mation , & accélérera de cette maniere la fuppuration , ce qu’il étoit
effentiel de prévenir. Ce n’eft pas
que par-là je veuille abfolument dé-
crier tous les remédes de cette efpéce : il y a des cas où ils peuvent être
de quelqu’utilité. Je prétends feulement mettre en garde contre un
ufage trop général & précipité de ces
médicamens dans cette maladie. Le
but qu’on fe propofe en les admi-
niftrant eft fi fouvent rempli, fans
qu’on s’en ferve , que je fuis porté
à croire qu’ils font rarement néceffaires , & qu’avant de les employer
ils doivent être particuliérement indiqués.

Il n’eft quelquefois pas aifé, ni
bien néceffaire ici de déterminer
précifément fi une confomption eft
la fuite du crachement de fang & de
la rupture du vaiffeau qui n’a pû fe

cicatrifer, ou du fang épanché qui s'eft corrompu dans les plus petites branches de la trachée artére, ou enfin de la fuppuration des tubercules. De telle maniere qu'elle ait été produite, je croirai toujours en ce cas avoir bien fait, & avoir confeillé ce qui peut le mieux conduire à la guérifon & à la fanté, lorfque j'aurai prefcrit un voyage immédiat en mer : parce que telle méthode que j'aie employée, ou vu employer, je n'en ai jamais trouvé qui ait promis de mettre mieux à l'abri des funeftes conféquences qu'on a lieu de craindre. J'ai encore un exemple de fraîche date, d'un jeune Monfieur qui en a retiré un avantage remarquable. Ce jeune homme étoit fort délicat, & avoit été jufqu'à quatorze ans dans un état fi chétif, que ce n'avoit été qu'avec beaucoup de soins qu'on étoit venu à bout de l'élever. L'hiver dernier il fut enrhumé. La toux étoit fort violente ; il avoit des sueurs nocturnes, perdoit son embonpoint, ses forces & son appetit. On ne sentoit aucun mouvement de fiévre en touchant le pouls, qui étoit plutôt lent & affaissé, quoique la langue fût fort blanche. Après un tems considérable & beaucoup de peines, la toux se passa entiérement, & il se rétablit un peu : mais tout le printems il fut pâle, languissant & émacié. En Avril, comme il prenoit le lait à la campagne, il cracha le sang deux fois, mais en petite quantité. Il devint sensiblement plus mal & si foible, que lorsqu'il se promenoit, la moindre colline à monter le mettoit hors d'haleine. Il alla en mer en Juin. Son appétit qui étoit fort mauvais , augmenta de telle forte, qu'il devint prefque vorace & qu'il mangeoit tout ce qu'il trouvoit fans diftinction, ni pour la qualité , ni pour la quantité. Au bout de quelques jours le vaiffeau ayant relâché dans une baye, il vécut à terre pendant huit jours. Encore quelques jours de navigation le menerent à la fin de fon voyage. Il paffa de nouveau quelques femaines à la campagne, fe baignoit tous les jours à la mer , prit le lait & monta fréquemment à cheval. Le vaiffeau ne mit que trois ou quatre jours à revenir. Cette navigation & la vie qu'il avoit menée à terre alternativement , produifirent en lui un changement furprenant; il revint fans fe plaindre de rien. Il avoit recouvré fes forces & fon embonpoint , & avoit alors un air mâle , une complexion forte & faifoit aifément quelques milles fans difficulté, quoique pendant fon voyage il eût fouvent fait ufage, tant dans fon manger que dans fon boire, de chofes qui n'étoient pas trop compatibles avec fa délicateffe naturelle, ou l'état foible & délabré de fes poumons, & cela fans aucun accident. Dans le tems que j'écris ceci, en Décembre 1756, il jouit d'une parfaite fanté.

On ne peut guères révoquer en doute la vertu réfolutive de l'air de la mer, lorfqu'on fait attention à la compofition finguliere de l'eau de la mer, qui eft remplie d'une variété de fubftances volatiles d'une nature très-pénétrante. La vapeur qui s'en exhale étant donc imprégnée plus ou moins de toutes ces qualités, rend l'air de la mer d'une applica-tion très-efficace & très-active, d'autant mieux que la vertu en eft

encore augmentée par son humidité
& sa chaleur tempérée. Le Docteur
Russel a prouvé d'une maniere in-
contestable, par nombre de faits
dont on ne peut douter, l'efficacité
de l'eau de la mer employée à l'extérieur pour la résolution des tumeurs glanduleuses. L'air de la mer
étant donc doué nécessairement des
mêmes qualités, par les vapeurs
dont il est chargé, doit remplir les mêmes intentions par rapport aux poumons auxquels il s'applique : & je suis
toujours porté pour qu'on aille vivre
dans un pareil air, lorsqu'on ne peut
pas absolument s'accommoder de la
navigation. Il convient mieux à tous
égards, que l'air ordinaire, & à la
nature de la maladie, & à l'état
présent des parties affectées. Quelques essais que j'ai fait sur le séjour
dans les places voisines de la mer,

m'ont donné lieu de croire qu'il n'étoit pas fans effet.

Un Monfieur naturellement d'une conftitution délicate, étoit fujet à une toux. Au commencement de l'hiver dernier fa femme étoit morte d'une pulmonie, mais fans aucun fymptôme de purulence. Comme fa toux augmentoit, il étoit fortement frapé de l'idée d'infection; la crainte, le chagrin & l'appréhenfion qu'il avoit avec raifon de périr, le mettoient extrêmement bas. La toux même qui continua tout l'hiver & le printems, mit fes amis fort en peine pour lui. On n'avoit pas négligé les remédes convenables, mais je comptois davantage pour fon rétabliffement, fur une faifon plus favorable; & comme l'été approchoit, il fut quelque peu mieux. Ses affaires ne lui permettant pas un long voyage ou la navigation, je lui ordonnai en conféquence de prendre l'air de la mer, & de fe mettre à l'ufage du lait. Il faifoit tous les matins à cheval trois ou quatre milles fur les bords de la mer, buvoit du lait d'âneffe, paffoit le jour à fes occupations, & après avoir pris encore du lait le foir, revenoit par le même chemin. Pendant qu'il finiffoit cet exercice journalier, il me dit que l'air de la mer le rafraîchiffoit beaucoup. Il reprit un grand appétit, des forces, & finiffoit toujours fa promenade par un goût de fel affez fort, qui lui venoit de la vapeur qu'il avoit refpirée. Il paffa un mois on plus de cette maniere. La toux fe diffipa, & il reprit fa fanté ordinaire. Pour la rendre plus ftable, je lui confeillai de boire, pendant quelques femaines, une eau légérement ferrée.

Une autre affection dans laquelle cette vapeur peut être d'un grand avantage, à cause de sa vertu émoliente & résolutive, est la callosité des poumons. Nous avons des exemples de cette qualité dans l'Observation II & IV de ce traité, où une difficile & laborieuse respiration, si je ne me trompe, dans le diagnostique, caractérisoit cette maladie. Lorsque les petites glandes de la membrane qui tapisse l'intérieur de la trachée-artere, ont été obstruées par un froid subit, si elles restent long-tems dans cet état, & que l'obstruction ne se résolve pas, elles acquierent une disposition schirreuse. Les canaux de la trachée deviennent durs, & ne peuvent se dilater librement. Cette affection dérange la respiration plus qu'on ne l'observe dans le cas de tubercules qui font parfemées ça & là dans la fubftance fpongieufe des poumons. Les effets de la navigation , fous ces circonftances , ont furpaffé de beaucoup les efpérances que je m'en étois formées ; & ils ont répondu en ce dégré de la maladie , à mes intentions beaucoup plus efficacement que tout autre reméde que j'aurois pû employer : du moins c'eft ce que je crois. Peut être y a-t-il quelques efpéces d'afthme qui ont beaucoup d'analogie avec cette affection.

Quant à ce qui regarde l'état des poumons dans une confomption , deux différentes indications fe préfentent. Il faut amollir les callofités & cicatrifer les ulcéres. Les diffections des cadavres de ceux qui font morts de la pulmonie , montrent que les poumons font remplis de tubercules de différentes groffeurs

& en différens états. Quelquefois toute leur subſtance eſt une maſſe confuſe de tumeurs glanduleuſes, d'abcès & d'ulceres. A meſure que les ſymptômes ſe montrent, c'eſt par ces circonſtances que nous déterminons les différens dégrés de cette maladie. Lorſqu'elle eſt compliquée à ce point, elle préſente des indications fort compliquées à ſuivre pour en opérer la guériſon. Si l'on en juge par la pratique commune & les ſyſtêmes les plus reçus, il paroît que la pratique ſe borne à déterger les ulceres, à adoucir les fluides, comme on dit, & à alléger les ſymptômes. On ne fait pas du tout attention, que je ſache, dans ce dégré, à procurer la réſolution des obſtructions qui ſe forment à tout moment de nouveau, & à prévenir les ulcérations qui pourroient furvenir à d'autres déja formées ; il eft cependant évident qu'on doit fuivre cette indication dans ce dégré de la maladie, tout auffi-bien que dans le cas de fimples tubercules fans ulcération. Car que fait-on en détergeant & cherchant à cicatrifer les glandes qui font déja ulcérées, fi les obftructions continuent à fe former, il paroît prefque tous les jours de nouveaux abfcès, au moyen de quoi les ulcéres fe multiplient continuellement, jufqu'à ce qu'enfin ils occupent tout le volume des poumons ? De-là, de nouvelles fources & une augmentation de purulence, nonobftant tous les efforts qu'on employe.

Et en vérité cette indication de réfoudre les obftructions, & cela dans tous les dégrés de la confomption, tant qu'il exifte encore une

possibilité de la guérir , est si évidente , que si on n'y fait pas une attention la plus particuliere & continuelle , ou n'avancera que très-peu
vers la cure. Il seroit fort difficile
d'apprendre par la pratique ordinaire , quels sont ici les désob-
struans les plus convenables , je
veux dire dans cet état ulcéré de
la consomption glandulaire. Si l'on
fait attention à la délicatesse extrême des poumons & de tout le corps ,
& à plusieurs symptômes de la consomption qui ont des indications
différentes , on ne doit hasarder ,
qu'avec beaucoup de précaution ,
si même on doit le faire , des
remédes internes d'une qualité
vivement désobstruante. Les médicamens d'une moindre efficacité ne
font que blanchir. Enfin en exami-
nant sans préjugé tout ce qu'il est

possible de tenter dans cette intention, je reviens toujours à mon dire,
qui est que je regarde la vapeur qui
s'exhale de la mer, comme le reméde le plus sûr & le plus efficace en
ce cas, d'autant plus que non-seulement elle est propre à désobstruer
les parties tuméfiées, mais encore
à dessécher & à cicatriser celles qui
font ulcérées. Au moins, telle a été
l'opinion de ceux qui les premiers
ont regardé la navigation comme un
reméde dans cette maladie. J'oserai
encore ajouter que cette vapeur est
certainement antiseptique & capable par conséquent de corriger la
disposition purulente de la matiere
contenue dans les poumons, & par
là d'empêcher qu'elle ne produise
une fiévre putride, si elle vient à
être repompée par les vaisseaux.

La difficulté qu'on trouve d'abord

de porter directement dans les poumons des remédes balfamiques doués d'une vertu efficace, fuggéra fans doute d'abord l'idée de les faire prendre intérieurement. On fuppofa que par ce moyen, le fang imprégné de ces médicamens communiqueroit de cette maniere, par la circulation, toutes leurs vertus aux parties affectées, & que cela fuffiroit pour les déterger & les cicatrifer. Mais fi l'expérience prouve trop malheureufement qu'ils répondent rarement à nos intentions, il y a lieu de foupçonner ou qu'ils font impropres par eux-mêmes, ou qu'ils font mal appliqués, ou enfin que leur vertu eft fort petite.

Si pourfuivant une analogie manifefte, nous confidérons mûrement ce qu'on fait dans une maladie pareille, ou plutôt dans la même maladie mais différemment située, dans les écrouelles externes, cela pourra jetter fur cette matiere un plus grand jour. Ce feroit prouver bien peu d'expérience, ou peu d'attention, de traiter des écrouelles ulcérées vers laquelle la main a un libre accès, avec les feuls remédes qu'un long ufage a appris être d'ailleurs convenables & propres à des ulcérations ordinaires. On a trouvé que dans ce cas il falloit des applications de remédes d'une nature différente, & même d'une efpéce faline. C'eft pourquoi l'eau de mer, l'urine & quelques eaux médicamentées qui contiennent quelque principe fulphureo-nitreux, font fouvent employées de préférence & avec beaucoup de fuccès. Les remédes qui font fort déterfifs, font en même-

tems fort réfolutifs ; & par leur
vertu ftimulante & defficative, ils
empêchent une trop grande élonga-
tion des fibres charnues, d'où naît
cette luxurience ou cette fpongiofité
qui fouvent font les principaux obftacles à la cure. Lorfque nous faifons ufage de toutes ces chofes pour
une confomption, & que nous y
joignons les balfamiques déterfifs,
nous ne nous appercevons peut-être
pas d'une vertu auffi grande qu'on
l'auroit pu fuppofer : & la pratique
prouve que leur ufage eft trop cir-
confcrit, je crois, lorfqu'on fe borne
aux apoftumes communs & aux ulcérations qui proviennent de tubercules benins ou moins endurcis. Le
premier pas qui nous conduit à la
vérité, eft la connoiffance du tort
que l'on a. Si par une application
plus judicieufe de ces remédes, ou

de quelques autres les plus renommés dans la confomption, quelqu'un
a été affez heureux pour être affuré en
général de leurs bons effets, je ne
feins pas de m'en réjouir, & je ferai
charmé de tout mon cœur fi on veut
bien m'apprendre à les employer de
maniere à en tirer plus de fuccès.

Il faut avouer cependant qu'on
peut dans certains cas appliquer immédiatement fur les poumons, par
le moyen de l'infpiration, certains
remédes en forme de vapeur ou de
fumigation. On peut de cette maniere en porter une fuffifante quantité dans ce vifcere, fans qu'ils
foient altérés par le cours de la circulation, & fans qu'ils foient fujets à
caufer ces commotions dangereufes
ou ces effets qui, lorfqu'il y a quelque difpofition à la fiévre ou à l'inflammation, font conftamment la

suite de leur usage intérieur. Il y a long-tems que cette pratique a été introduite en Médecine , & il est à regretter , & même surprenant , qu'elle ait toujours si peu réussi. Il faudroit peut-être dans le choix & l'application de ces remédes , plus de précaution , plus de jugement , afin qu'ils pussent être sûrs & commodes & d'une efficacité suffisante pour répondre aux différentes intentions , selon les différens dégrés de la maladie & les différens états des ulcéres. On conseille en ce cas , & on a quelquefois employé des décoctions de plantes béchiques , des baumes déterfifs , des gommes desficatives , des antifeptiques , le soufre & l'arsenic. Comme ce dernier contient un sel fort acide , & une petite portion de mercure , il est certainement plus propre à corriger la sordidité ,

à réfoudre les callofités, & à procurer une bonne digeftion des ulcéres. Mais comme fouvent fon opération eft incertaine & violente, &
qu'il peut occafionner des fymptômes fort fâcheux, fur-tout dans des
fujets foibles comme font toujours
les pulmoniques, il feroit à fouhai-
ter qu'on trouvât un moyen d'en
rendre l'application plus douce.
Nous avons un exemple remarquable de l'opération violente, mais
cependant heureufe, d'une fumigation arfénicale, dans Rivierre, *Obf.*
communicat. 2, qui prouve bien
quelle eft l'efficacité de fes effets,
quoiqu'elle ne donne pas le courage
de le mettre en ufage. Le cinabre
même qui peut-être eft d'une nature
moins déletere, a quelquefois eu
auffi de violens effets. Tout cela
femble néanmoins indiquer un ufa-

ge bien ménagé de remédes mercu-
riels , même intérieurement, lorfque les fymptômes de colliquation
ne fe font pas encore trop montrés ;
& quoique je n'en aie point d'exemple, je penfe néanmoins qu'ils pourroient peu à peu répondre aux mêmes
intentions, & avec fûreté. Autrement, pourquoi adminiftreroit-on
tous les jours ces remédes dans le
cas de différens ulcéres de mauvaife
nature ? La feule différence de fituation ne peut point faire un changement effentiel quant à la maladie.
Sur ce chapitre important des applications externes de remédes fur les
poumons , outre ce qu'en ont dit les
Anciens, on ne fe répentira pas de
confulter deux Médecins modernes
de notre pays , Fennet dans fon
Theatrum tabidorum , & Mead dans
fes *Monita & præcepta medica.*

Pour jetter encore un plus grand jour fur ces matieres, dans la vue d'établir une méthode plus certaine & plus propre à guérir la pulmonie, il faudroit confidérer pareillement les différens remédes internes que l'on ordonne dans les écrouelles. Mais ce feroit en entreprendre trop pour ce moment, que d'entrer dans un examen critique de ces médicamens, pour voir s'ils font applicables à la confomption, & pour inftituer une comparaifon entre les uns & les autres. D'ailleurs chacun peut en faire autant par lui même, & eft en état d'en porter un jugement propre d'après fes réflexions feules. S'il y a une analogie pleine entre ces maladies en elles-mêmes, je penfe que les moyens de cures doivent auffi être analogues. Ceux qui, par une habitude de penfer d'une maniere

niere particuliere, ont été long-tems attachés à une certaine méthode, font ordinairement partiaux en leur faveur, en fait de connoiffances favorites que le tems leur a rendues familieres. Ils font auffi enclins à refpecter & à chérir les pratiques reçues. La Médecine ne connoît d'autre étendart d'orthodoxie, que ce qui eft fondé fur l'expérience & le raifonnement; & il y a un argument contre la pratique reçue dans la maladie dont nous traitons qu'il importe à chacun de confidérer attentivement, & dont on doit, s'il eft poffible, éloigner les mauvais effets.

On obferve quelquefois que la confomption fait un progrès formidable, & même eft accompagnée de colliquation, avant peut être qu'on foupçonne une fuppuration, & que l'expectoration donne quelques signes de purulence. Il paroît que cela arrive lorfque les abfcès font fitués à l'extrêmité des divifions de la trachée-artere, ou que la membrane qui revêt les glandes, eft fi forte & fi épaiffe, qu'elle ne peut être aifément rompue par les feules forces de la matiere qui eft logée dedans, & par conféquent qui ne peut être rejettée promptement. Dans ce cas, les Malades languiffent & font attaqués d'une toux féche & de tous les fymptômes de colliquation, par abforption, ou parce que les poumons ne peuvent agir librement : car lorfque le fang n'y eft pas trituré convenablement, les parties globuleufes & féreufes fe féparent mutuellement ; & ces dernieres fortent par les foupiraux communs, ou fe dérangent de leur route. C'eft alors où il faut aider la nature avec beaucoup de prudence, parce que le salut du Malade dépend d'une évacuation à propos de la matiere, auſſitôt que les ſymptômes indiquent qu'elle eſt formée. On peut ſe ſervir de toutes ſortes de méthodes pour procurer la rupture de cet abſcès : mais quelle méthode plus propre à l'effectuer avec moins de peine & de fatigue de la part du Malade, & plus d'eſpérance pour le ſuccès, que le mouvement & le vomiſſement auxquels on eſt ſujet en mer ? Voyez l'Obſervation XIX.

Il eſt inutile de diſputer pour ſçavoir ſi la conſomption eſt une maladie curable ou non : une petite obſervation conciliera aiſément les différens ſentimens qui peuvent exiſter ſur cet article. Il eſt certain que quelques perſonnes guériſſent de cette maladie ; & si je n'avois pas peur de paroître trop hardi, j'assurerois même ce qu'on n'a pas fait souvent, que nombre de personnes peuvent en être préservées, & qu'au moins on peut prolonger la vie de ceux qu'il est impossible absolument de guérir. A la vérité ce n'est pas par des remédes qu'on employe le plus ordinairement, l'expérience nous donne journellement des preuves certaines & tristes de leur peu d'efficacité : mais ce sera par des remédes qui sont devenus suspects à plusieurs, ou méprisés, ou enfin ensevelis dans l'oubli, par une timidité qui n'est point fondée, par la négligence, ou par un rafinemement inutile qu'on a introduit dans la Médecine. On a cependant multiplié à l'excès en même-tems d'autres remédes sans vertu, s'ils ne sont pas dangereux ,

& qui en comparaison signifient beaucoup moins. Il y a apparence, à ce qu'on peut croire, que ç'a été pour se rendre aux importunités des Malades, ou ce qui peut bien être arrivé, pour servir à un sentiment peu généreux de la part du Médecin Un examen plus attentif de la nature, des causes de la maladie, des méthodes employées pour la guérir, & du peu de succès de ces méthodes, prouvera à un chacun, dans un tems ou dans l'autre, pourvû qu'il ne soit pas bridé par la coutume ou le préjugé, qu'il faut absolument ici changer la pratique. Quoi qu'il en soit, lorsque la maladie n'aura pas cédé aux remédes indiqués raisonnablement, une consomption sera toujours une maladie fatale. Mais si on peut retirer des filets de la mort seulement un petit nombre de personnes de plusieurs milliers qui en périssent sans rémission, en n'ométant rien de ce que l'art aura pu fournir, le Médecin recevra toujours la louange qui lui est dûe, montrera plus clairement le pouvoir de son art, & la maladie ne passera pas comme elle l'a fait jusqu'à présent, avec trop de raison, pour en être l'écueil.

Ce sont ces motifs qui m'ont déterminé à offrir librement au public ces idées sur la cure d'une maladie, qui étant extrêmement fréquente, & ne distinguant ni âge, ni sexe, ni condition, demande tout notre sçavoir & notre attention, pour l'empêcher de devenir mortelle. Après une longue réflexion, & des observations répétées, je suis persuadé que l'air de la mer est celui qui convient le plus aux pulmoniques : & si l'on y joint l'exercice de la navigation, la Médecine, je crois, ne peut prescrire de remédes plus sûrs & plus propres dans les différens dégrés ou états de la consomption : d'autant mieux, qu'on retire par-là les effets d'un reméde interne altérant, & d'un médicament qu'on appliqueroit à l'extérieur.

Il y a encore une chose qui nous manque, & qui nous feroit d'un grand usage ; ce seroit d'avoir une régle selon laquelle nous puissions être capable de déterminer avec certitude, quel est le reméde qui a opéré telle ou telle cure. Cette régle seroit d'autant plus nécessaire, qu'on a quelquefois adopté un principe indéterminé, qui est, que pourvû que la maladie soit guérie, n'importe comment. Cette maxime une fois admise, jette une obscurité générale dans la pratique, & tend trop

souvent sur de legers fondemens ;
à établir une méthode, ou à justifier
la continuation d'un remède proposé
par tel Auteur que ce soit, sans pouvoir donner d'autres preuves de son
utilité, si ce n'est que le Malade en
a fait usage & en est guéri. Il n'y a
que l'empirisme seul qui ne cherche
pas à aller plus loin que les effets &
les apparences présentes. On doit
avouer que l'étude soigneuse des
Juvantia & Lædentia, produit les
plus grands avantages ; mais en même-tems on ne peut disconvenir que
parmi une variété & une multiplicité de remédes, il est impossible de
déterminer ce qui fait bien ou mal.
Réduire la Médecine à une véritable
simplicité, c'est la conduire à une
plus grande certitude. On nous présente une infinité de remédes avec
tant d'assurances & de sermens de

leur fuccès, qu'on doit imputer le préjugé qu'on a en leur faveur, à la crédulité, au défaut d'un examen convenable, ou à la vanité, qui nous eft fi naturelle, de nous approprier quelque chofe. Car enfin, qu'on en faffe impartialement l'effai, & on verra que ni la raifon ni l'expérience ne confirmeront les belles qualités que leurs Auteurs leur ont données. Cependant on multiplie tous les jours des remédes qui n'ont que des vertus obfcures, & un mérite intrin-féque très-petit, & cela felon la mode & la fantaifie, ou fur l'auto-rité d'une perfonne, & nous les laif-fons fouvent prendre la place de ceux qui font d'une efficacité réelle. Le Médecin, quant au choix des remé-des, refte donc par-là dans une per-pléxité qui ne peut que faire tort au Malade. J'ofe donc avancer que chaque nouvelle addition à la matiere médicale, ne fait qu'augmenter le nombre, & par conséquent nous rendre plus embarrassés, plus incertains, plus perplexes que jamais.

Il seroit donc fort à souhaiter qu'on nous donnât toujours des observations plus positives de l'opération & de l'effet des remédes, & qu'il y en eût un nombre suffisant pour étayer leur usage & leur efficacité, & pour montrer ceux sur lesquels, dans des maladies particulieres, on doit le plus compter. Il faudroit rapporter de bonne-foi leurs bons & mauvais effets, & y joindre l'événement. C'est par là seulement que nous pouvons estimer la valeur réelle d'un reméde. Quelques observations de succès, choisies parmi un plus grand nombre d'infructueuses, ne soutiendront pas long-tems le crédit des observations ou du reméde proposé. On ne doit suppri- mer aucunes circonstances, ni les exagérer. Les observations dictées par un esprit de parti, propagent une erreur, & conduisent dans des bévues toujours dangereuses pour le Malade, dans un tems ou un autre, & qui tendent à discréditer l'art. Souvent en passant le tems à faire usage de remédes qui sont peu con- venables, la cure est retardée, & l'occasion favorable pour la cure étant une fois perdue, il est rare qu'elle se retrouve.

Non-seulement il est nécessaire de sçavoir à fond la vertu & l'effica- cité réelle des remédes, mais pour être en état de juger plus certaine- ment par quels moyens la cure a été opérée, il est intéressant de bien con- noître toutes les différentes manie-

res dont une maladie peut être guérie.
Outre que cette connoissance peut
quelquefois nous indiquer un meilleur moyen de curation, elle servira
encore de beaucoup à abaisser cette
présomption trop générale que nous
avons de nous arroger le mérite
d'une cure à laquelle nous avons la
plûpart du tems très peu contribué,
encore sçavoir si nous y avons du
tout contribué, par l'administration
de nos remédes. Il est sûr que c'est
toujours la nature qui guérit la maladie ; mais combien de fois la nature guérit-elle à elle seule, sans que
l'art s'en mêle en aucune façon, par
le tems, le hazard, le changement
des saisons, un ménagement convenable, & en évitant quelquefois
simplement les causes de la maladie ?

Puisque je viens de faire mention

du hazard, je vais rapporter l'exemple de la cure d'une maladie fort
obſtinée, qui fut d'autant plus agréable, qu'elle étoit inattendue. Cet
exemple d'ailleurs n'eſt point étranger à notre ſujet. Une Dame ſur les
derniers mois de ſa groſſeſſe, eut un
accès de colique fort violent, auquel ſuccéda une jauniſſe. Cette jauniſſe ſe paſſa pendant ſes couches,
mais revint bientôt après & dura
quatre mois, ſans que du reſte ſa
ſanté en fût autrement affectée. Elle
n'avoit ni douleur, ni dureté, ni
groſſeur, ni poids, dans la région du
foie; les ſelles étoient blanchâtres, &
elle étoit conſtipée. Aucun reméde ne
ſembloit aſſez efficace pour guérir la
maladie, & la couleur de ſa peau devint bientôt jaune foncé. Quoiqu'elle
prit tous les jours plus ou moins l'e-
xercice du cheval, je lui conſeillai un

voyage. Comme elle revenoit, son cheval ayant fait un faux-pas, elle sentit une douleur aiguë au côté droit du ventre, qui glissa en prenant la route du nombril, en diminuant de plus en plus, & qui se passa tout-à-fait en peu de jours. Depuis ce tems la jaunisse se passa peu-à-peu, & elle reprit son premier état de santé. Je pense que la cause de cette maladie étoit une pierre qui bouchoit le canal excréteur de la vésicule du fiel. Sa position fut altérée par le choc & l'action des muscles de la Malade lorsqu'elle voulut se retenir, de maniere à la faire tomber ensuite dans les intestins, au moyens de l'exercice & de l'action ordinaire des parties. Sans un accident aussi puissant, probablement la maladie seroit devenue plutôt ou plus tard mortelle.

Le raisonnement & l'exemple des Anciens me conduiront dans la suite à conseiller sans scrupule dans un cas pareil la navigation qu'ils ont fort recommandée dans les jaunisses & les maladies des reins. Le mouvement du vaisseau & les vomissemens, sont très-convenables pour aider à la sortie des pierres, du gravier ou autres matieres retenues dans la vésicule du fiel & les reins ou leur conduit excréteur. Nous ne ferons même alors qu'imiter la nature qui produit des vomissemens spontanés dans les maladies hystériques & néphrétiques, & dont elle employe utilement les efforts à chasser plus promptement les substances étrangeres qui la gênent.

Je finirai ces remarques sur la navigation, par deux ou trois observations.

Une Dame, à la suite d'une fiévre lente, tomba dans des tremblemens anomales qui augmenterent au point qu'ils devinrent une maladie convulsive des plus violentes. Les mouvemens étoient si forts, si variés & si universels, que dans des tems d'ignorance on auroit eu recours plutôt aux exorcismes qu'aux remédes ; des moyens convenables la guérirent de cet accident, dont elle fut libre pendant environ un an ou plus. La fiévre revint & ramena cette même maladie qui céda aux remédes qu'on avoit employés la premiere fois. Mais enfin à une troisiéme attaque de fiévre, cette maladie devint habituelle, & ne voulut plus céder. On proposa le bain. La navigation paroissoit lui devoir faire du bien, aussi je la conseillai, dans la vue de connoître en même-tems quels seroient fes fuccès. Par malheur elle fut menée de place en place, & fouffrit toutes les fatigues de la navigation, & la maladie reftoit toujours dans le même état, ou même empîroit : lorfqu'elle fut arrivée à Bath, elle étoit plus terrible que jamais. Elle fit ufage des eaux pendant quelques femaines, mais comme on ne jugea pas qu'elles lui fuffent propres, elle revint par terre chez elle. Préfentement depuis plufieurs mois, & au tems où elle a coutume d'avoir fa rechûte, la maladie eft ceffée, quoique cependant elle fente tous les jours quelque petite difpofition à avoir des tremblemens.

Un Noir, à l'âge de quatorze ans, fit une chûte qui lui fit une dépreffion au crâne, qui lui fit perdre les fens pendant affez long-tems : enfuite il devint épileptique, maladie qu'il garda quelques années. D'abord les accès vinrent tous les mois, sans que du reste il eût les facultés de l'esprit affectées. Mais ensuite étant devenus plus fréquents, il devint un peu hébêté. Son maître ayant appris d'un Monsieur qui faisoit la Médecine à la Jamaïque, que lorsque les Esclaves ont des accès d'épilepsie, un voyage les guérit quelquefois, l'envoya en mer. Au bout de neuf mois, il revint en Février 1756, de la Virginie où il étoit allé, & fut pendant dixhuit mois sans avoir d'accès, excepté derniérement où il en eut un fort leger; mais pour le présent il est fort, actif & a tous ses sens à lui.

Un Monsieur fut attaqué dans sa jeunesse d'ardeurs d'estomach qui le tinrent plusieurs années. Il fit pour cette maladie tous les remédes ordinaires*, & confulta les Médecins les plus renommés, fans fuccès. Car quoiqu'il fût tantôt mieux & tantôt pis, néanmoins lorfque fa maladie étoit au dégré le plus foible, elle l'incommodoit encore beaucoup. Ses affaires l'appellant en mer, il ne fut pas à bord trois jours, qu'il s'éleva un vent violent, ce qui lui donna des envies de vomir. Depuis ce tems il n'a pas eu le moindre retour de fa maladie.

Dans une derniere épidémie de fiévres, j'ai tenté l'ufage des bains, & avec un tel fuccès, qu'il doit encourager dans les effais qu'on pourra en faire à l'avenir, à en étendre l'ufage un peu plus générale-lement dans des fiévres de différen-tes efpéces.

Il n'y a peut-être pas de reméde dont l'ufage paroiffe plus violent &

plus dangereux que les bains dans les
fiévres , & cependant dans la vérité,
il n'y en a pas de plus certain &
qu'on foutienne plus aifément. Les
premiers effais trouvent toujours des
obftacles , mais je ne penfe pas qu'on
objecte contre les bains cette averfion générale qu'on a pour de nouvelles & fingulieres pratiques. J'a-
voue que la crainte & un égard pour
une réputation m'a long-tems retenu , d'autres peuvent être détermi-
nés par d'autres motifs à ne pas les
employer. Enfin la néceffité m'a réveillé dans la forte perfuafion où
j'étois en même-tems , que tant
qu'on ne tenteroit pas cette méthode , le Malade ne pouvoit abfolument être tiré de l'état dangereux
où il étoit. Les fuccès dont les premiers effais furent couronnés , diffi-
pérent bientôt les préjugés communs

qu'on avoit contre cette pratique. On n'en redouta plus l'usage, mais on le regarda avec une espéce d'étonnement, comme un moyen plus certain & plus sûr de soulager le Malade dans ces circonstances fâcheuses, où la siévre opiniâtre élude si souvent les remédes administrés par l'homme le plus sçavant : & lorsqu'on trouve que les autres remédes font peu de chose, ou qu'on ne peut les avoir sous la main, que le tems est trop court pour pouvoir attendre leurs effets, ce n'est pas une petite consolation pour le Malade de sçavoir qu'il en est un en réserve, dont on peut attendre, dans la plûpart des cas, les effets les plus heureux & avec assurance. Ce n'est pas encore un petit avantage que la facilité qu'on a de l'administrer, se trouvant sous la main de tout le monde ,

& à la difpofition d'un chacun.

Les effets les plus généraux & immédiats des bains, font de tranquilifer le Malade, & de procurer le fommeil lorfqu'il eft en délire. D'un autre part fi le Malade eft trop affoupi, ils le réveillent. Le bain tempere la chaleur fébrile, lorfqu'elle brûle & enflamme les Malades par fon excès, & il rechauffe ceux qui font languiffans & froids. De plus, comme je l'ai remarqué en fon lieu, il reprime les fueurs contre nature, lorfqu'elles font exceffives & caufées par un fpafme générale & fébrile, & excite des fueurs douces & falutaire lorfque la peau eft féche & brûlante. Cette contrariété apparente ne paroîtra pas étrange à ceux qui fçavent que les médicamens n'ont que des vertus relatives ; & que felon les tempéramens, la difposition préfente des humeurs & la condition des parties, le même reméde dans différens fujets, produira des effets différens & oppofés ; c'eft ce que les Anciens ont auffi obfervé. Le bain, difent-ils, eft propre dans les fiévres chaudes & froides ; ils font encore mention d'une qualité finguliere qu'il pofféde, qui eft de défaltérer ceux qui ont une foif violente, & de donner la foif à ceux qui précédemment n'étoient point altérés. On peut auffi compter au nombre des effets conftans du bain, de faire revenir les Malades beaucoup plus promptement; & lorfque la convalefcence eft long-tems à venir, même après la crife, & lorfque le délire eft prefque tout-à-fait paffé, je l'ordonne pour calmer cette agitation, cette fatigue qu'ont caufée la chaleur de la fiévre, la sécheresse de la peau & le lit. Les Malades en sont tellement rafraîchis, qu'ils ont demandé quelquefois à y descendre de nouveau, ou à y rester plus long-tems. Le bain a produit dernierement sur un Malade un flux d'urine abondant.

Je ne suis pas encore en état de déterminer si le bain contribue en quelque chose à hâter la crise. Je ne suis pas assez prévenu pour imaginer qu'il produira toujours, & immédiatement, ces grands changemens & ces altérations si sensibles qu'ils ont quelquefois procuré, ou qu'on peut en attendre. Néanmoins on peut être assuré qu'étant administré à tems, ses effets étant doux, en soutenant la force naturelle du Malade, restraignant l'excès des symptômes fébriles ou nerveux, & domptant peu à peu la matiere morbifique,

que, il difpofe infenfiblement à une crife douce & falutaire. Et ici ce n'eft pas un reméde violent dont on accable la nature, ce ne font pas des commotions ou des évacuations fubites & à contre-tems auxquelles on l'expofe, ce que les Malades ne peuvent fupporter lorfqu'ils font foibles & épuifés, au contraire ce reméde la foulage toujours & la foutient évidemment.

C'eft pourquoi lorfqu'il paroîtra de bonne-heure certains fymptômes qui font craindre un plus grand dégré de malignité & de danger, on peut confeiller avec beaucoup d'avantage le bain depuis le huitiéme ou neuviéme jour, jufqu'au quatorziéme ou au-delà. Lorfqu'on en continue l'ufage pendant l'augmentation de ces fymptômes, les malades fouffrent beaucoup moins de la violence de la fiévre , & conféquemment ils paſſent ce période dangereux & ſouvent mortel , avec beaucoup plus de facilité & de ſûreté.

FIN.

TABLE
DES MATIERES.

A.

D.

E.

Fin de la Table des Matieres.